医者が教える
ダイエット
The Ultimate Guide to Medical Weight Loss
最強の教科書

20万人を診てわかった
医学的に正しいやせ方

医学博士
牧田善二
Makita Zenji

ダイヤモンド社

はじめに
20万人以上を診て出した結論

ダイエットを決意したときに、まず何から始めますか？
運動、カロリー計算、それとも食事制限？
巷《ちまた》には医学的根拠のない様々なダイエット法が溢れています。
そのため、ダイエットに挑戦するほとんどの人が、
間違った方向に「一歩目」を踏み出してしまいます。
その結果、効果が出なかったり、続かなかったりで、
やせることを諦めてしまうのです。

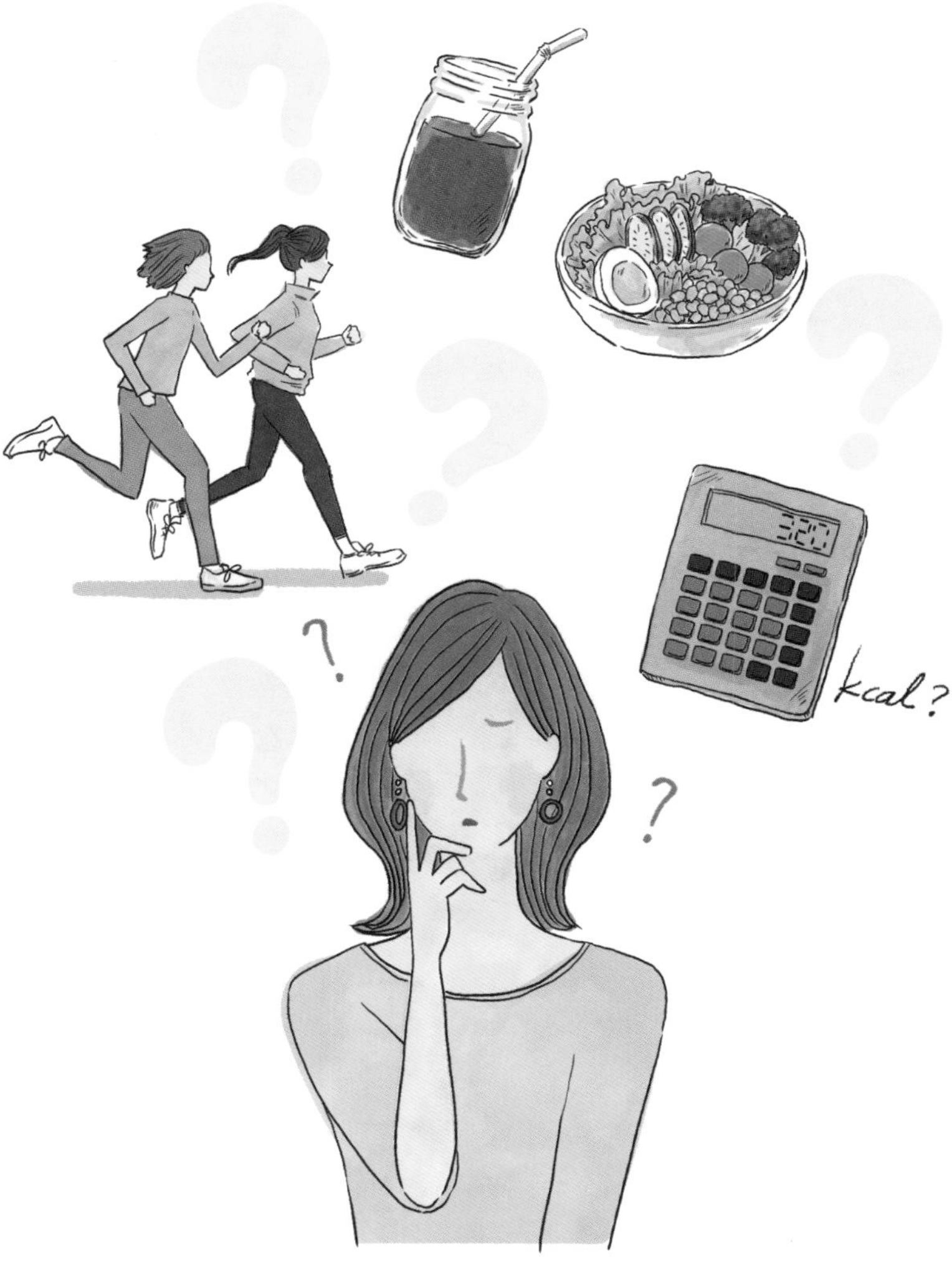
320
kcal?

私は、糖尿病専門医として、多くの肥満に悩む患者さんにアドバイスをしてきました。

そしてわかったやせるために本当に必要な「一歩目」は、

「1日に摂取している糖質量を知る」ことです。

「えっ、そんなこと?」と思う人もいるかもしれませんね。

しかし大多数の人は、糖質量を気にしていません。

中には「私は糖質に気をつけている」という人もいますが、よくよく話を聞いてみれば「1日の糖質量のコントロール」をできていない人がほとんどなのです。

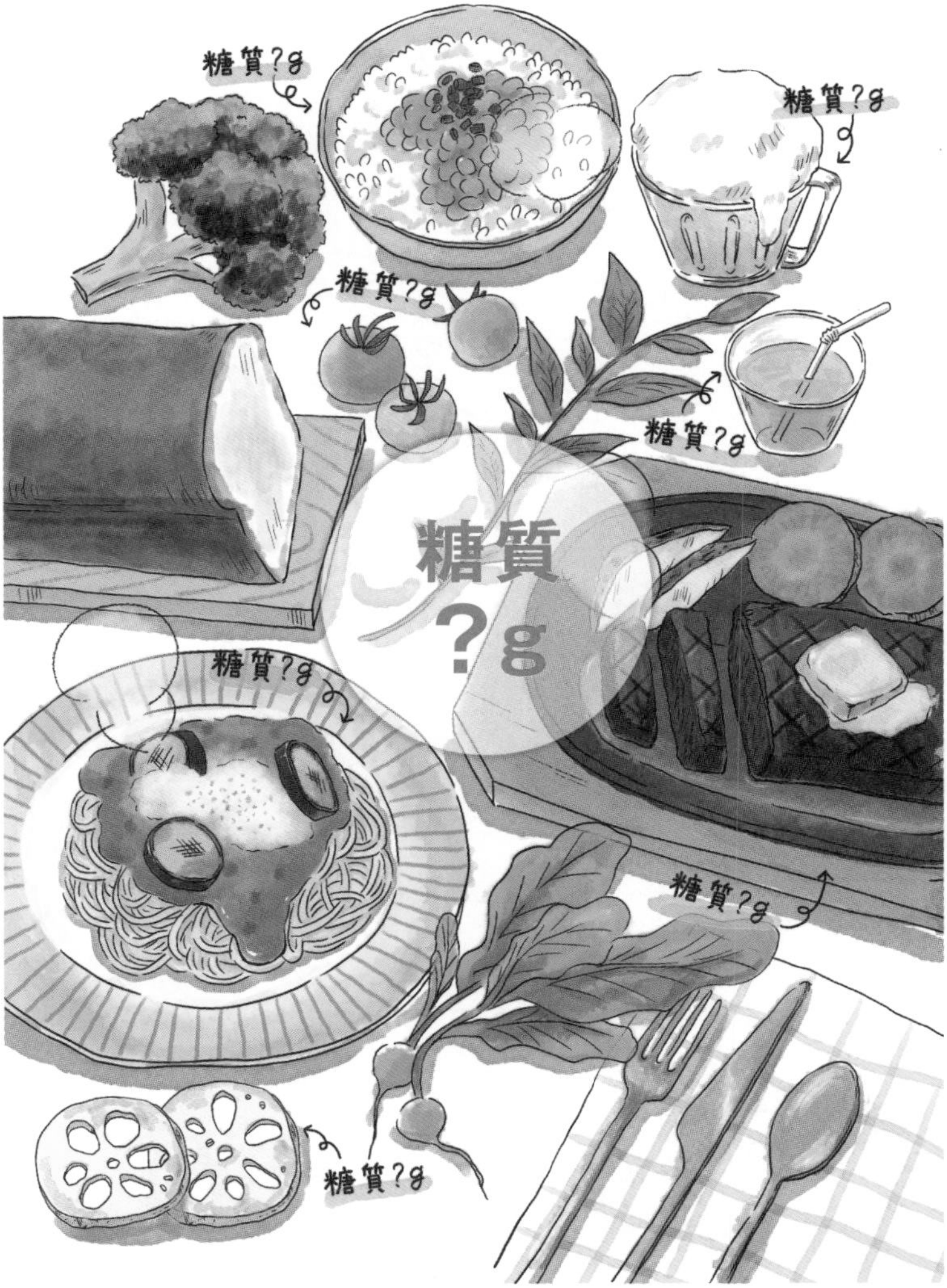

糖質?g
糖質?g
糖質?g
糖質?g
糖質
?g
糖質?g
糖質?g
糖質?g

さて、次に紹介するのはある男性の1日の食事です。

これは「太る食事」でしょうか、「やせる食事」でしょうか。

朝は、ジャムを塗った食パン1枚とコーンスープ。
オレンジジュースをコップ1杯。

昼は、会社の食堂で、
とろろそばと付け合わせのカボチャの煮物。

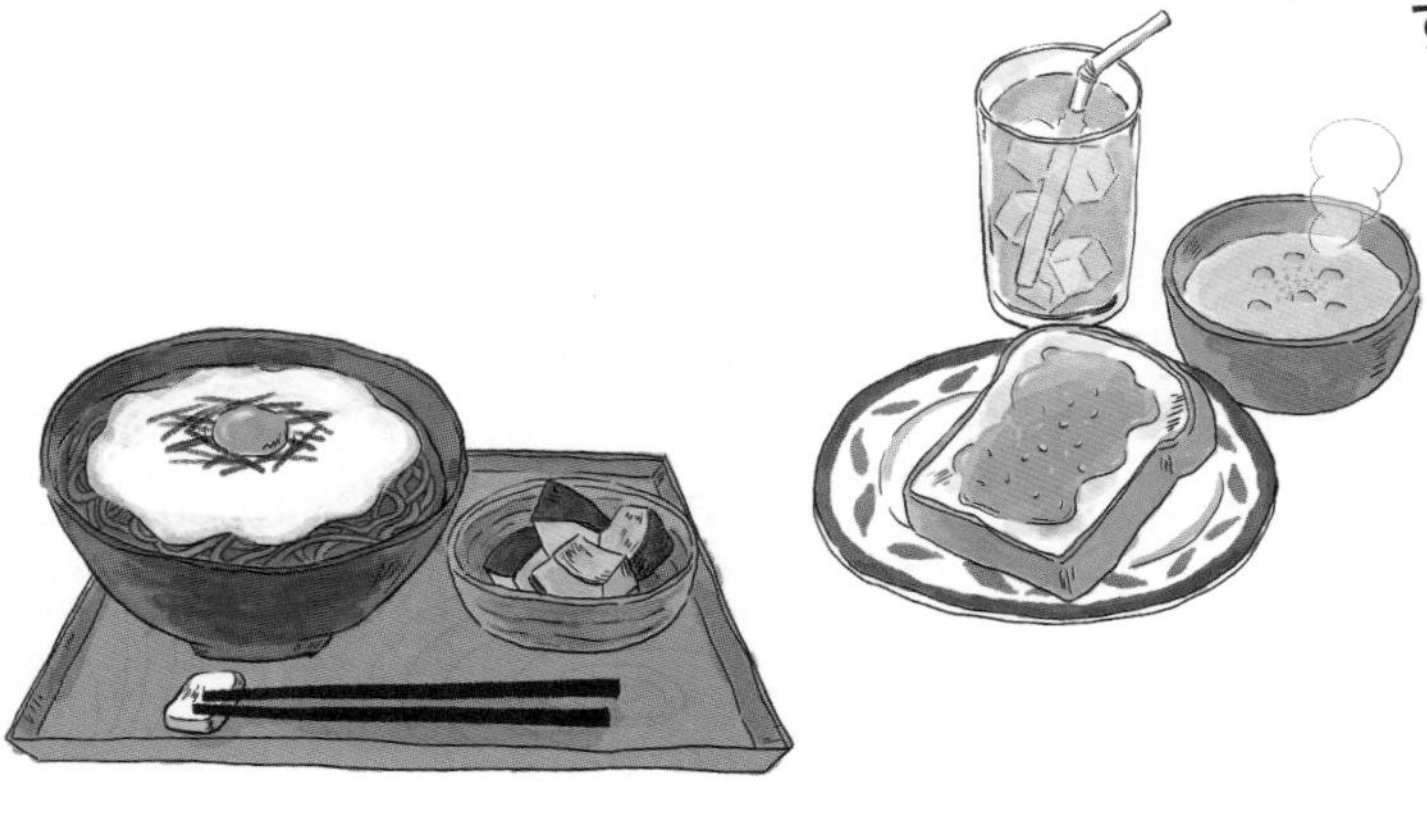

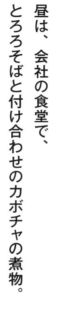

夕方に小腹が空いたけれど、お菓子などは控え、
コンビニでペットボトルのカフェラテを購入しました。

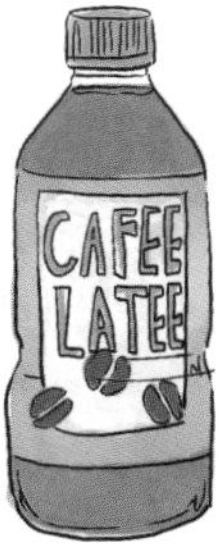

夜は、外食をせず、
自宅で野菜のカレーライスとマカロニサラダ。
お酒も飲みません。

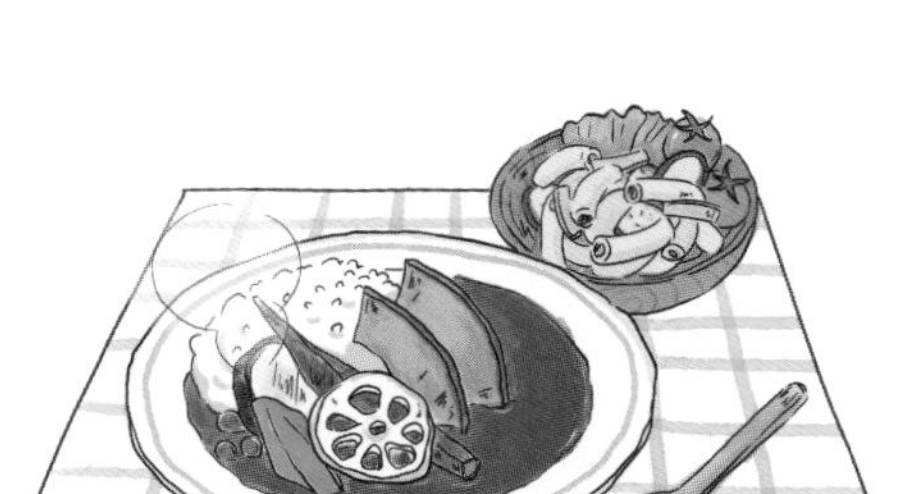

この男性の1日の食事に含まれる糖質量は「約300g」です。
これは、ダイエットのために理想的な糖質量の
実に「5日分」をとっているのです。
たくさん食べているようには見えません。
スナックやお酒を口にしているわけでもなく、
比較的ヘルシーな食事のようにも見えます。
しかし、これはまぎれもなく「太る人の食事」なのです。
やせようと思っているほとんどの人は、無自覚のうちに糖質が多く
含まれるものを食べています。

「食べることが、何よりの楽しみなんです！」

「お腹をグーグー鳴らして空腹に耐えながら働くなんてできない！」

「付き合いがあるから、外食は減らせないし、お酒もやめられない！」

こういう人たちに明確に伝えておきます。


食べる「量」を減らす必要はありません。

食欲をガマンすればするほど、ストレスが生まれ、
積もり積もっていずれ爆発するでしょう。
不健康なダイエットでは、結局リバウンドが起きてしまいます。

「やせたいから食べる量を減らす」という発想ではなく、
「やせたいから、しっかり食べる」ことでリバウンドは防げます。

実は、間食もOKです。
お酒をやめる必要もありません。

こんなに食べても、しっかりやせられるのです。

朝食

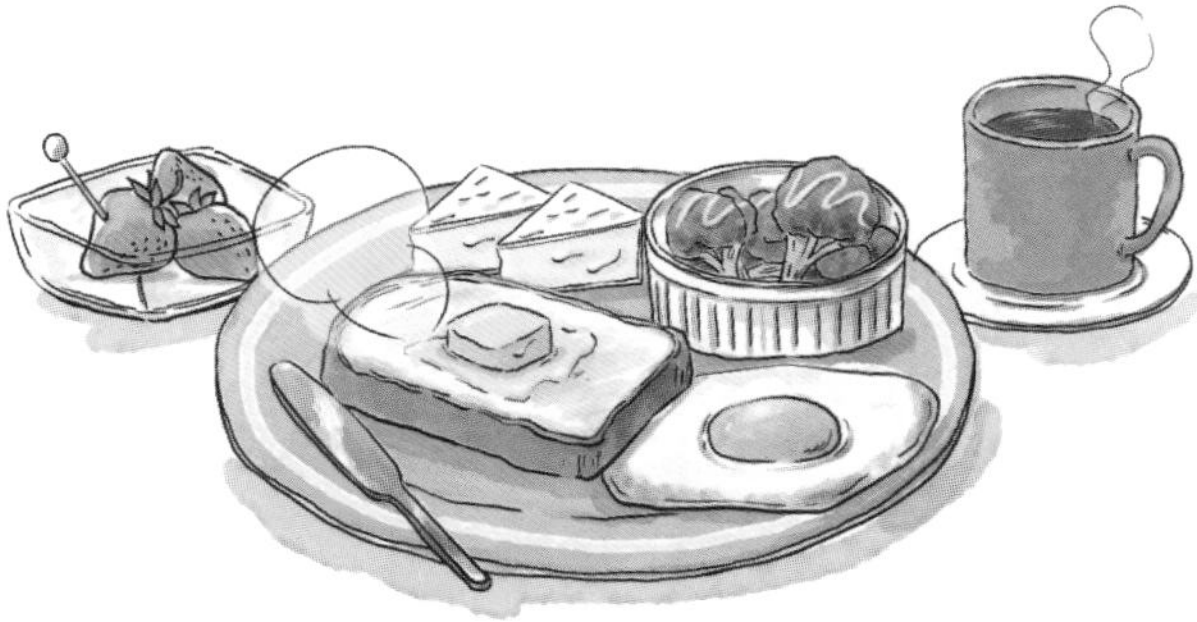

昼食

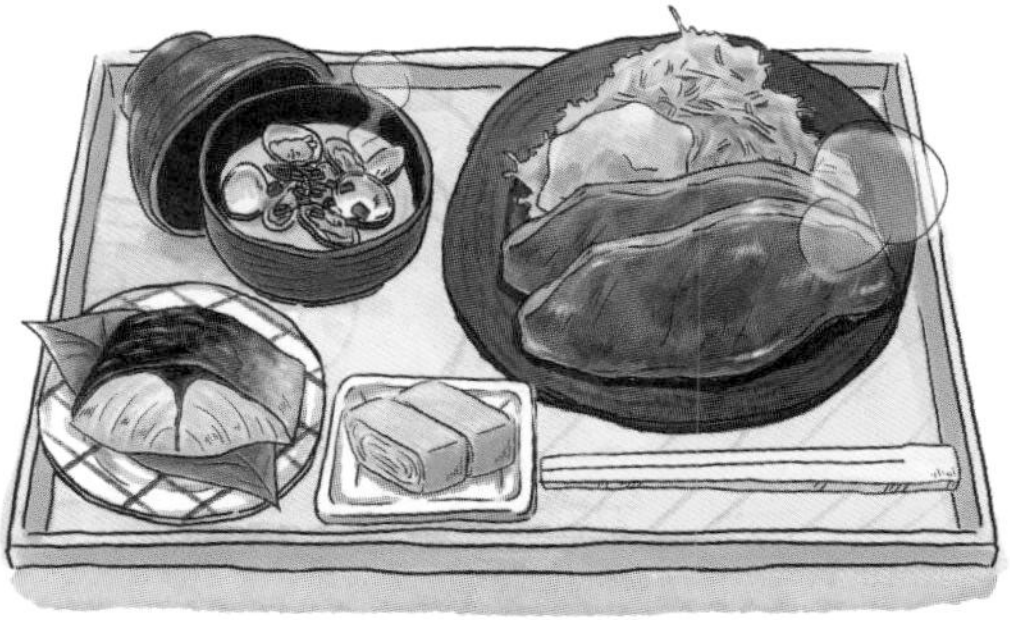

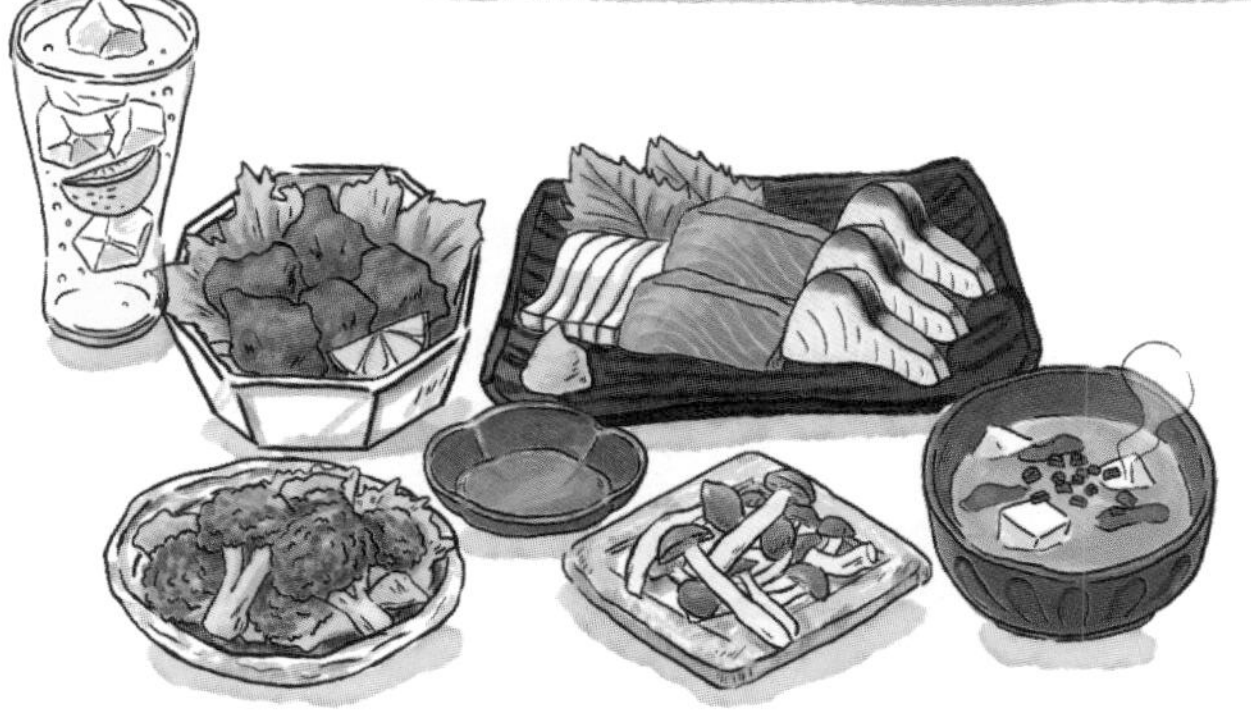

夕食

「週に2、3回は、ジムで筋トレをしてます」
「1時間のジョギングでしっかり汗をかいてます」

しかし医学的に見ると、ダイエットのための運動にはほとんど効果がありません。

ひょっとすると、一念発起してジムに入会したり、シューズを買ってみたりしたはいいが、頑張ってもたいした効果が表れず、続いていない人も多いのではありませんか。

残念ながら、時間とお金のムダ遣いです。

それならば、確実に効果が出て、持続できるダイエットをしたいですよね。
運動ではなく、「糖質のコントロール」を第一に優先すべきなのです。

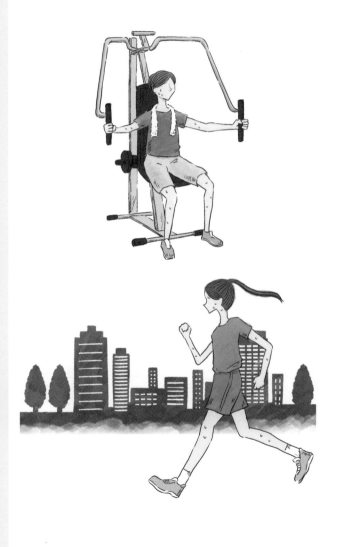

半年で15kg以上の減量に成功したNさん（男性・40歳）を紹介します。

最初に会ったときにNさんの体重は82・３kg。

ところが、牧田式ダイエットを開始して、半年後には66・５kgまで減量できました。

Nさんはダイエットに成功できた理由について
「節制しつつも空腹を我慢せず、美味しくいろいろ食べられた」

「アルコールOKなので、付き合いを断らないで済んだ」

ことなどを挙げています。

「肌の色艶が良くなった」「輪郭まですっきりした」「ダンディな印象になった」

などと周囲の評判も上々のようです。

実は、牧田式ダイエットには、驚くべき副産物があるのです。

15kgの減量に成功したNさんの記録

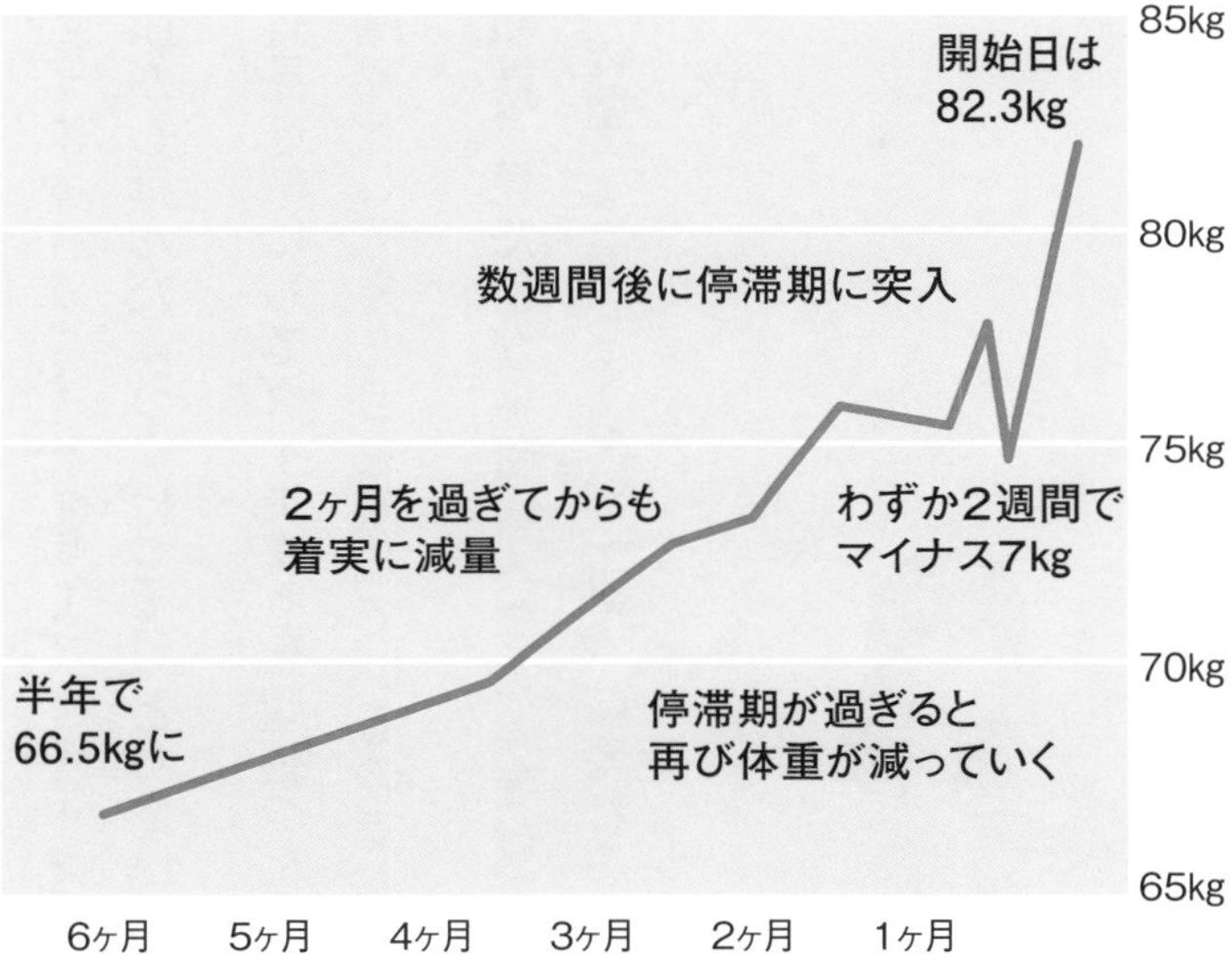

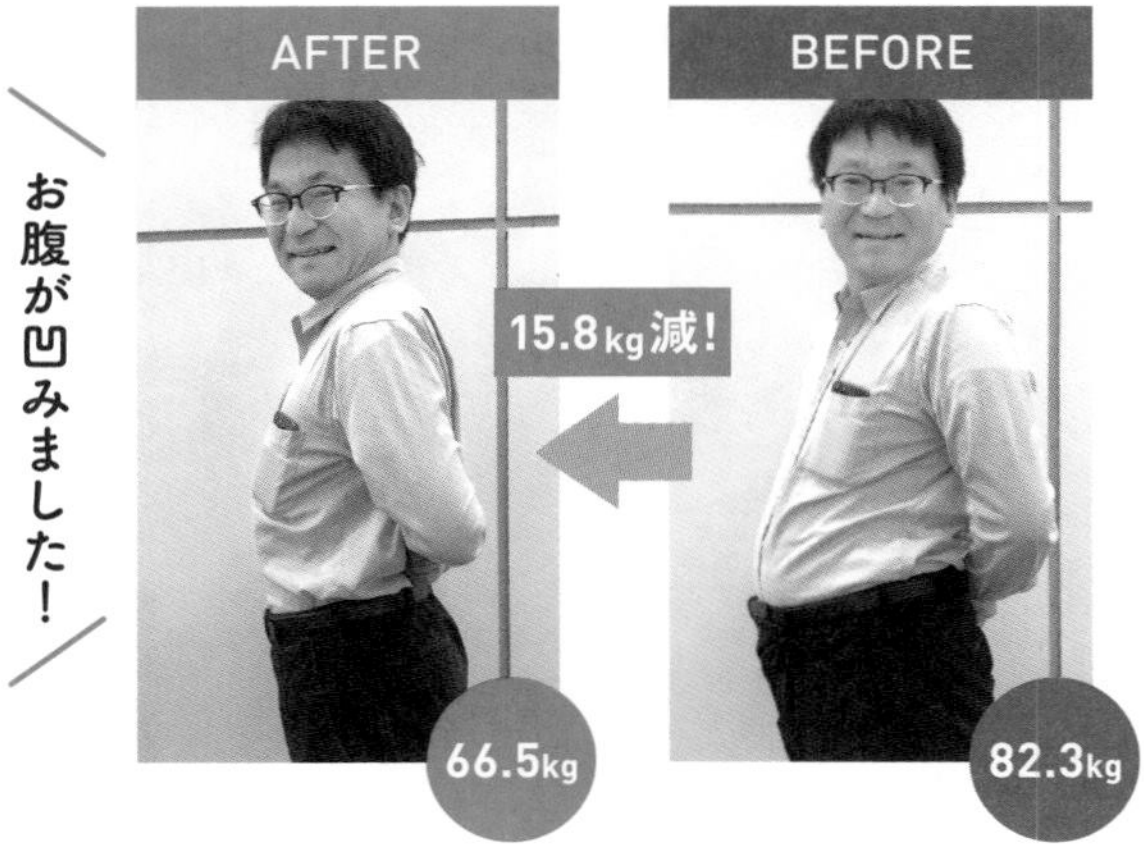

無理なダイエットに挑戦して、やせることには成功したものの、
肌がしぼんだようにげっそりとしている人を見かけることはありませんか。
外見を気にしてダイエットを頑張ったのに、
結果として見た目を害しているのであれば、元も子もありませんね。
私は、見た目が「若い人」と「老けている人」の差は、
「体型」と同じくらい「肌」に表れると思っています。

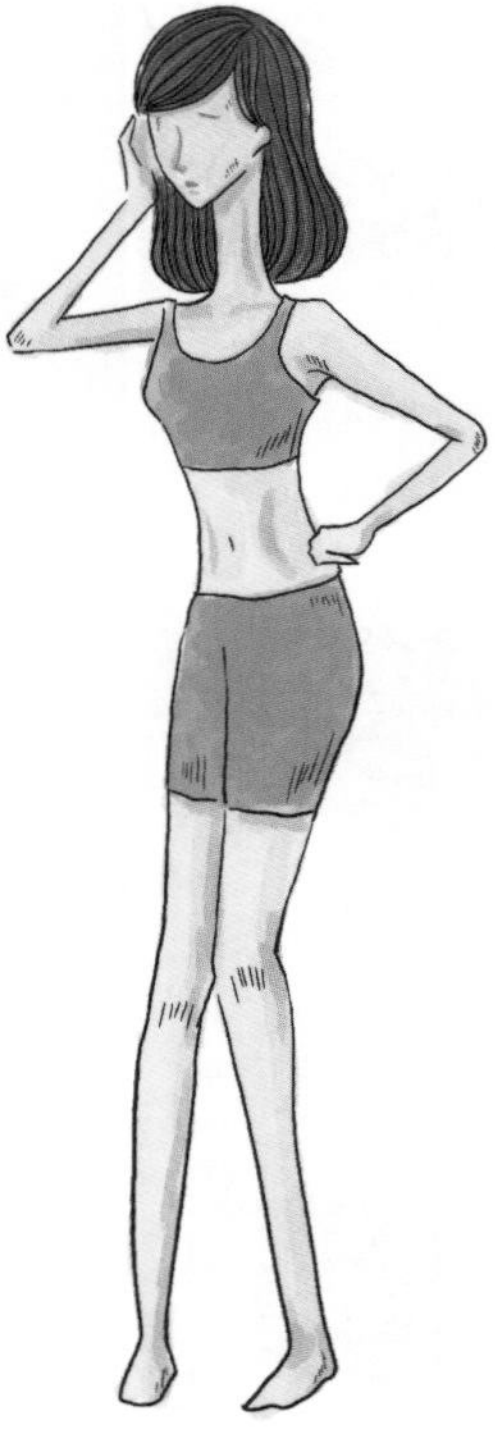

糖質をコントロールした食習慣は、シワやたるみなどの肌の老化を抑えることに効果があります。

体型だけでなく、美容にも効果があり、健康的に若々しい見た目を手に入れることができるのです。

そして、Nさんと同じことがあなたにも起きます。

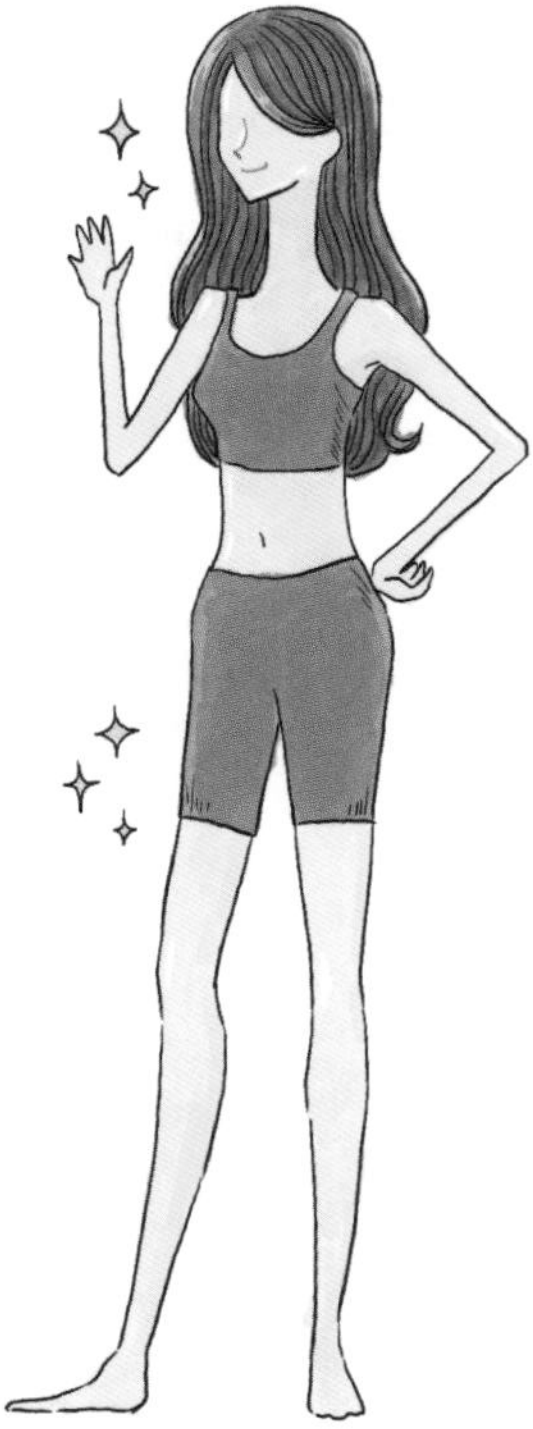

牧田式ダイエットなら あなたもできる!

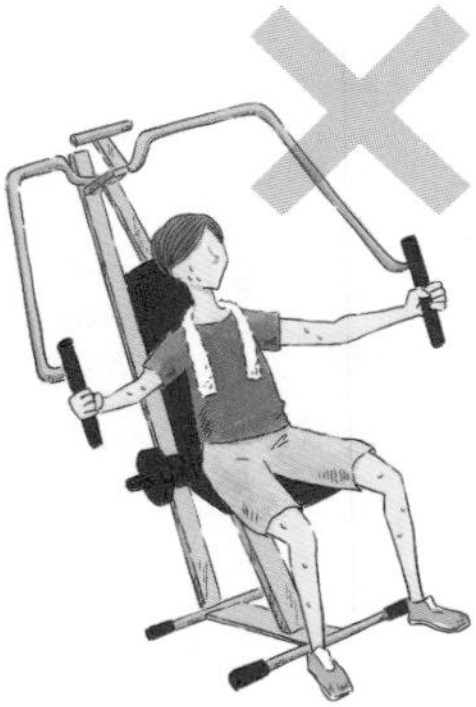

つらい運動は いらない

頑張って運動しても、ダイエット効果はほとんどありません。運動は、食後の「軽い」運動のみで十分です。

食欲は 我慢しない

食べる量を減らす必要はありません。太る食品と太らない食品を見極められれば、たくさん食べてもやせられます。

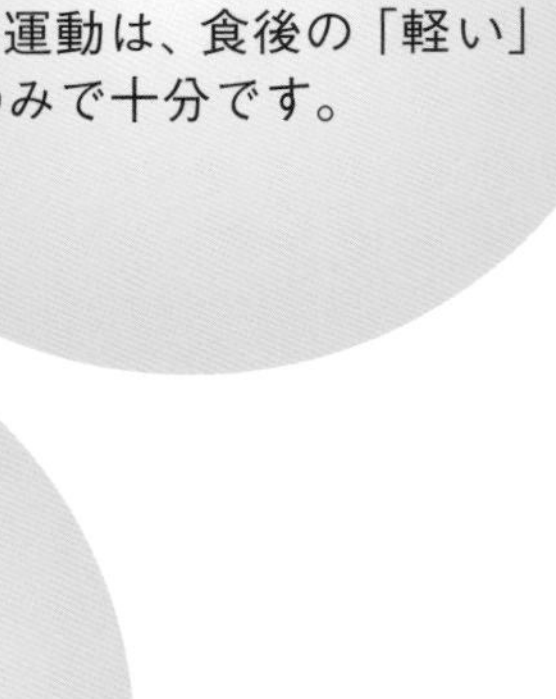

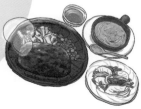

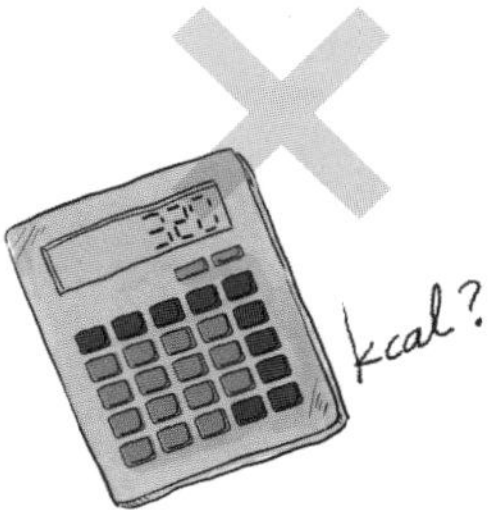

リバウンドを防げる

どんなダイエットも続かなければ意味がありません。つらい運動も、食欲の我慢も必要ないので、継続できて、減量後も体重をキープできます。

お酒を飲んでOK

牧田式ダイエットではアルコールを断つ必要はありません。付き合いが多い人でも、お酒だけはやめられないという人でも大丈夫。美味しい食事とお酒を楽しみましょう。

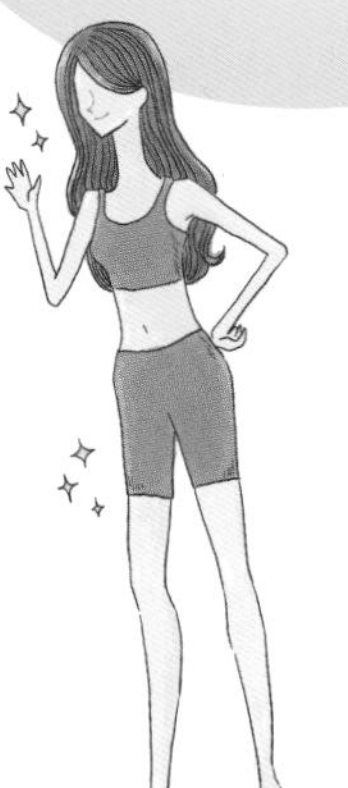

健康と美容に抜群の効果

医学的に見て、糖質が少ない食習慣は、美肌にも効果があります。スリムな体型と美しい肌で、若々しい見た目を手に入れることができます。

医者が教えるダイエット 最強の教科書

CONTENTS

はじめに——20万人以上を診て出した結論 2

序章

なぜいつもダイエットに失敗してしまうのか
「5つの疑問」に医者が答える

間違った知識でダイエットをしても効果は出ない 26

疑問1 そもそもなぜ太るのか? 30

疑問2 なぜやせるのはこれほど難しいのか? 34

疑問3 なぜリバウンドしてしまうのか? 38

疑問4 なにをすればやせられるのか? 42

疑問5 どうしたらリバウンドを避けられるのか? 46

第1章

糖質制限の効果を最大限に高める
7つのルール

ルール1 糖質量を1日60gに抑えれば誰でもやせる 54

第2章

牧田式ダイエット実践編　健康的にやせる！「7日間糖質制限プログラム」

ルール2　ダイエットを阻む3つの最大の敵を抑える　56
ルール3　カロリー計算不要、しっかり食べてやせる　59
ルール4　野菜を最初に、炭水化物は最後に食べる　61
ルール5　食後すぐにちょっとだけ運動する　64
ルール6　夜に糖質を摂らない　67
ルール7　お酒を飲める人は飲む　69
準備1　BMIを明確に把握する　74
準備2　ポイントは6kgと20kg　77
準備3　あなたの目標を決める　79
Aコース　やせたいのは6kgまでの人　82
Bコース　6～20kgやせたい人　84
Cコース　20kg以上やせたい人　86
アクション1　1日の主食の上限を決める　88

アクション2 主食を朝か昼に「半分だけ」食べる 90
アクション3 主食の代わりに主菜や副菜を追加する 92
たくさん食べて健康的にやせる食品の選び方 94
朝食プラン 主食を半分にして、しっかり食べる 96
昼食プラン ごはんや麺の一品料理を避けて、主菜や副菜をプラス 98
夕食プラン お酒を飲みながら、ゆっくりと食事を 100
1週間プラン 1日の糖質を60g以下に抑えた7日間の献立 102
アクション4 体重は毎日同じ時間に量る 104
■「半年で15kgの減量に成功」Nさんのダイエット記録 106
■ダイエットが続かない人へ――糖質制限を続けるためのアドバイス 116

第3章

もう絶対にリバウンドしない！理想の体型を維持する習慣術

糖質を見分ける目を持つ 122
コンビニ食での糖質カット法 125
居酒屋での糖質カット法 128

ファストフードの糖質制限メニューを賢く利用 131
2週間後に体重が減らなくなるワケ 134
目標体重をクリアした後の体重管理法 135
体重が戻っても気にしないでまたやり直す 137
ゆっくり食べるほど太らない 139
ドカ食いの人ほどお腹が空きやすい 141
間食はやせるための合理的な方法 143
夜にたくさん食べない 145
調味料を変える 147
水を1日2リットル以上飲む 150
旧石器時代の食事が理想 152
プライス博士が見つけた最高の食事法 154
ファイトケミカルたっぷりの食事で生活習慣病から身を守る 156
良質な脂質は、ダイエットに効果的 160
動物性食品の選び方 162
AGEを溜めない食事は太らない 165
「糖質依存脳」を「健康脳」に変えれば、糖質を欲する回数が減っていく 167

第4章

糖質制限が効いてないと思ったら……「隠れ糖質」の落とし穴

なぜやせない？「隠れ糖質食材」に注意 170
隠れ糖質1 ジャガイモ・カボチャ 172
隠れ糖質2 牛乳・ヨーグルト 173
隠れ糖質3 果物 174
隠れ糖質4 和食の煮物 175
隠れ糖質5 そば 176
隠れ糖質6 玄米・全粒粉パン・ライ麦パン 177
隠れ糖質7 天ぷらの衣や点心の皮 179
おわりに——糖尿病治療の中で生まれた医学的に正しいダイエット 180
巻末特典 食品の糖質量早わかり表 189

序　章

なぜいつもダイエットに失敗してしまうのか「5つの疑問」に医者が答える

The Ultimate Guide to Medical Weight Loss

間違った知識でダイエットをしても効果は出ない

そもそも「太る」とは、どういうことを言うのでしょう。もし、あなたがここ数年で5kg太ったとしたら、それはなにを意味するのでしょう。

「体についている贅肉が5kg増えたということ。とくにお腹の周りかな。だって、ズボンのウエストもベルトもきつくなっているから」

これが大方の人の理解でしょう。そして、「見た目もかっこ悪いし、服を買い換えるのも不経済だし、健康面でもいいことないし、頑張ってやせるか」とダイエットに挑戦するものの、失敗を繰り返すのです。

なぜ、失敗するのか。それは、根本の知識が間違っているからです。

■科学的根拠のない怪しい情報には目を向けない

まず、第一に言えるのは、ダイエットは空腹を我慢するものではありません。

たしかに、なにも食べずに空腹に耐えていれば、一時的に体重は減ります。しかし、そんなことは継続不可能です。不可能に近いことをやっては「またダメだった」と嘆くのは、いいかげんにやめにしましょう。

本当は、ちょこちょこ間食するくらいのほうがダイエットはうまくいきます。肉も食べたほうがうまくいきます。お酒も飲んだほうがうまくいきます。

後ほど詳しく述べますが、それは科学的に当然の話なのです。

ところが、そういうことを知らずに多くの人たちが、テレビや雑誌で紹介された怪しい方法や、「飲むだけでやせる」などとうたったサプリメントなど、非科学的なエセ情報に踊らされ、相変わらず無駄な時間とお金を費やしています。

■脳があなたに糖質を摂らせようとしている

もう一つ、やせるために知らねばならない重要な真実があります。

太れば、現象としては体に贅肉がつき、体重も増えます。しかし、その本質は、体ではなく脳の問題だということです。

あなたが太ったのは、「炭水化物（＝糖質）を食べる」という行動をとったからですが、それをやらせたのは、手でも顎《あご》でも胃でもありません。あなたの脳です。

だから、「炭水化物を摂らせたがる脳」を変えることが必須で、その知識を持たない限り、あなたはやせることはできません。

それどころか、さらなる脳の指令によって、「やせたいのに太り続ける」という状況に甘んじることになります。

そこで、この本では、「やせたいのに太り続ける」状況から脱出するために、まず次の５つの疑問に答える最新の医学的な知識をお伝えします。

- 疑問１　そもそもなぜ太るのか？
- 疑問２　なぜやせるのはこれほど難しいのか？
- 疑問３　なぜリバウンドしてしまうのか？
- 疑問４　なにをすればやせられるのか？
- 疑問５　どうしたらリバウンドを避けられるのか？

この5つの疑問について、あなたは正確に答えられますか？

正しい知識がなければ、正しい行動を選択することはできません。もしこれらの疑問の答えをあなたが正確に知っていれば、あなたは太っていないはずです。

あなたが5つの疑問の答えを知り、この本のメソッドを実践すれば、必ずやせて、リバウンドすることなく美しい体型を生涯にわたって維持できるでしょう。

疑問1

Q そもそもなぜ太るのか？

――肥満の原因物質は「糖質」である

よく、「私は水を飲んでも太るの」と主張する人がいます。でも、そんなことはあり得ないと、たいていの人は知っています。そして、たいていの人は「食べ過ぎるから太るんだ」と考えています。しかし、この解釈も正しいとは言えないのです。

正確には、食べ過ぎたら太るものと、たくさん食べても太らないものがあって、多くの人が前者に偏った食生活を送っています。

■本当のところ、何を食べると太るのか？

では、食べ過ぎたら太るものとはなんでしょう。

以前は、「カロリーの高いもの」「油っぽいもの」がダイエットの大敵だと言われていました。たとえば、マヨネーズやバターは太る食品の代表とされてきました。今でもそのように考えている人がいますが、医学的に大間違いです。

私たちを太らせるのは、カロリーや脂肪ではありません。人は糖質によって太ります。太っている人は、成分としての糖質を1日300g以上摂っています。500gくらい摂っている人もいます。それに対して、脂質やタンパク質は5分の1の60g程度。つまり、圧倒的に糖質に偏った食事をしているのです。

ここで大事なのは、ごはん、麺、パン、パスタ、イモ類などの炭水化物は、すべて糖質だということです。

これら炭水化物は「多糖類」といい、消化・吸収の過程ですべてブドウ糖に分解されます。砂糖は「二糖類」で、やはりブドウ糖に分解されます。要するに、ごはんを食べるのは砂糖を食べるのと同じなのです。

こうして分解されたブドウ糖は、小腸から血液中に吸収されます。そして、血中のブドウ糖が増えて血糖値が上がります。

このときに、血糖値が上がり過ぎないようにインスリンというホルモンが分泌され、血中に溢れたブドウ糖をグリコーゲンに変え、肝臓や筋肉に蓄えます。ただ、その貯蔵量は100~200g程度と限られており、余ってしまったブドウ糖が今度は脂肪に形を変え脂肪細胞に取り込まれるのです。

これが、科学的に正しい肥満のメカニズムです。

一方で、**脂肪を食べても太りません**。

脂肪は、私たちの体に37兆個もあると言われる細胞の膜の材料として、どんどん消費されます。ホルモンをつくるためにも脂肪は必須です。にもかかわらず、1日に60g程度しか摂っていないのですから、そもそも過剰にはなりません。

たとえ摂り過ぎても、そのまま便に出てしまうことが多く、あまり吸収されません。

脂っこい料理をたくさん食べた翌日、トイレの水に浮くような便が出ることがありますね。あれは、便に脂肪が混ざって水より軽くなっているからです。

このように、脂肪の吸収効率が悪いのに比べ、炭水化物はほぼ100％がブドウ糖として血中に取り込まれます。そして、前述したメカニズムによって、私たちの体を太らせていくのです。

■無意識に、糖質を次々とカゴに入れている

肥満大国アメリカのスーパーには、巨大なピザ、大袋のパスタ、冷凍ポテトなど、安価な炭水化物がたくさん積んであります。飲み物の棚にはコーラなどの砂糖たっぷりの清涼飲料水がビッグボトルで並んでいます。そして、太った人たちは、こういう

ものを次々とカゴに入れていきます。

彼らは、単純に食いしん坊で量を摂り過ぎているのではありません。「**糖質摂取をやめられない**」のです。

日本人も同様で、多くの人が糖質の摂取過剰で、その原因が脳にあります。

なんと言っても、日本人は炊きたての白いご飯が大好きです。おにぎりもお寿司も大好きです。

うどんやそば、ラーメンの店はあちこちにあります。

さらには、パンもケーキもどんどん美味しくなって、コンビニスイーツの人気も目を見張るものがあります。

加えて、清涼飲料水、缶コーヒー、ジュース、エナジードリンクといった糖質の塊《かたまり》を、ちょっとした休憩時間に自動販売機で簡単に買えます。

こうした環境が、あなたを太らせているのです。

もっとも、最近は「肥満の原因物質は糖質である」ということを理解している人は増えてきました。

しかし、理解は深まったのに一向にやせられない人がたくさんいます。その理由「なぜ、やせるのは難しいか」については次項に譲りましょう。

疑問2

Q なぜやせるのはこれほど難しいのか?

――糖質には「強い中毒性」がある

過去に多くの人がダイエットに失敗してきた大きな原因は、そもそも方法論が間違っていたことにあります。

長い間、「やせるためにはカロリー制限が必要だ」と言われてきました。カロリーを制限すれば空腹になり、それを我慢して続けることは難しく、反動で大食いするというケースが多々見られました。未だにこの間違った理論に従っている人にとって、やせるのが難しいのは当然の話です。

一方で、「太るのは糖質を摂り過ぎているからだ」ということを知っていてもやせられない人がたくさんいます。そういう人たちは、「太るのはわかっているけれど」という前置きをした上で、こんなふうに言います。

「定食の大盛りご飯を残すのはなんだかもったいない」

「どうしてもランチは麺類や丼物になってしまう」
「新発売のお菓子チェックは楽しくて」
「清涼飲料水を飲むのは大事な気分転換だし」

ご飯、麺類、お菓子、清涼飲料水……といったものが糖質の塊であり、太るとわかっていながら摂ってしまう理由について、そもそもまったく理解していないのです。

彼らは、「本気で糖質制限すればやせることができるが、今は意志の弱さのせいでつい大好きな糖質を摂ってしまっている」という認識の上に立っています。

こういう理解に留まっている限り、まずやせることはできません。一時的に糖質を控えて体重を落とすことはできたとしても、すぐにリバウンドします。なぜなら、彼らはもっと本質的な理由、すなわち「**自分の脳が糖質中毒に冒されている**」ことに気づいていないからです。

日本人でBMIが25を超えれば、医学的には「肥満症」という立派な病気です。肥満症という言葉は起きている現象を表現しているわけですが、原因にフォーカスすれば「糖質依存症」と言い換えることができます。

そして、**糖質依存症は脳の病気なのです**。

脳は、私たちの行動のすべてを決定します。どれほど医療が進歩しても脳だけは移植することはできません。あなたに私の脳を移植したら、もはやあなたは存在せず牧田善二になってしまいます。

このように、その人そのものである脳は、あらゆる指令を出しています。

たとえば、あなたが右手の親指で本書をめくっているとしたら、それは手がやっているのではなく脳がそうさせています。

その脳が糖質依存症になっていれば、いくらあなたがやせたいと望んでも、逆の「もっと糖質を摂るように」という強い指令が出されてしまい、あなたはそれに従うしかなくなるわけです。

やせるのが難しいのは、脳が狂っているから。その脳を治さない限り、糖質依存症は治らず、肥満症も治りません。とくに、男性で90kg、女性で75kgを超えているようなケースでは、重度の肥満症に陥っていると考えていいでしょう。

■糖質中毒の恐怖

SNS、ゲーム、ギャンブル、仕事、恋愛など行動に依存するのを「行動嗜癖《しへき》」、アルコール、ニコチン、薬物など物質に依存するのを「物質依存」と言います。**糖質依存症は物質依存で、薬物の中毒と同じようにやっかいです**。

「いやいや、いくらなんでも薬物中毒と肥満を同列には考えられないでしょう」と反論する人もいるでしょう。しかし、その認識の甘さがあるから、やせるのは難しいのです。行動嗜癖にしろ、物質依存にしろ、依存症は一度なったら抜け出すのは簡単ではありません。スティーブ・ジョブズは自分の子どもにｉＰａｄを持たせなかったそうですし、麻薬の売人は自らそれに手を出すことをしません。彼らは、中毒になることの怖さをよく知っているからでしょう。

糖質依存症も同じことです。ただ、ご飯やラーメンなど、あまりにも日常的に口にしている食べ物が原因となっているだけに、本人は気づかないのです。気づきが遅ければ、それだけ進行します。

これが薬物依存なら、本人は「明らかにまずいことをやっているがやめられない」という認識があります。そして、本気でやめたければ「一切、手を出さない」という方法がとれます。

しかし、まさか炭水化物が中毒を呼ぶなどとは思いもしないし、たとえ認識できたとしても、まったく口にしない生活は不可能です。

つまり、糖質依存は、ほかの依存症よりも長い時間をかけて脳を侵食しており、それだけ治すのが難しいとも言えるのです。

疑問3

Q なぜリバウンドしてしまうのか？

――糖質をリピート購入させられている

ダイエットにはリバウンドがつきものです。多くの人がダイエットに挑んではリバウンドし、そのたびにかえって太るということを繰り返しています。

それにしても、なぜリバウンドしてしまうのでしょうか。その答えは、「人間の脳は、ダイエットに失敗してリバウンドするようにできているから」です。

その仕組みについて、簡単に説明しましょう。

私たちの命を繋ぐためには、エネルギーが必要です。そして、エネルギー源となるのは炭水化物（糖質）です。だから、人類は生まれながらにして「炭水化物を摂取するように」プログラミングされています。

しばらく炭水化物を摂らないでいると、血糖値が下がってイライラしてきます。このとき、脳の指令によって猛烈に炭水化物を食べたくなります。

そして、食べれば脳の「報酬系」が働き、ドーパミンというホルモンが出て幸せを感じるようになっています。「ああ、美味しい。幸せ」と。

この幸福感を得たくて、人類はせっせと炭水化物を食べ、エネルギー枯渇を防ぎ、命を繋いできたのです。

ただ、ここで忘れてはならないのは、そうしたプログラムが完成したのは、はるか昔の旧石器時代だということです。

旧石器時代には農耕の技術はなく、人々は狩猟や採集で食べ物を得ていました。そこには、エネルギーとなる炭水化物はあまり含まれておらず、それゆえに、いくら食べても食べ過ぎにはなりませんでした。そういう時代が数百万年も続きました。

ところが、約1万～2万年前に農耕生活が開始され、小麦などの炭水化物を栽培し、かつ保存ができるようになりました。

それでも、「潤沢に」と言うにはほど遠かったでしょう。一部の特権階級を除いては飢えとの闘いが続いていたはずですから、やはり過剰なほどの炭水化物は摂れなかったはずです。だから、一般人は肥満とは無縁でした。

しかしながら、現代社会は「いくらでも摂れる」状態です。しかも、炭水化物はほかの食品に比べて安価です。

さらに、糖質制限など行おうものなら、脳から「なにをやっているんだ。早く炭水化物を食べなさい」という指令がどんどん出されます。それに従って食べれば、「あぁ、やっぱり美味しい。幸せ」となります。

ちなみに、薬物依存の人が、ダメだとわかっていながら薬物に手を出すのは、「ハイになりたいから」ではありません。薬物が切れた苦しい状態から抜けて、正常なレベルまで調子を取り戻したいからです。

極端な肥満者の場合、これと同じ状況で、糖質を摂らないと落ち着かずに憂鬱に感じられ、そこから脱出したくて食べてしまうという、ひどい依存症に陥っているのです。

こういう状況だから、リバウンドしてしまうのも当然です。

■買っているのではなく、買わされている

加えて、現代社会は、脳の報酬系によるドーパミンの分泌が極端になり、糖質依存症へ突き進む条件が揃っています。

過去の私の著書でも何度か述べていますが、今は多くの食べ物が工業製品となっています。**食品メーカーにとって最も理想的なビジネスは、消費者が何度もリピート購入してくれる商品をつくりだすことです**。そのためには、世の中に糖質依存症を増や

すのが手っ取り早いのです。

たとえば、コーラはその典型です。コカコーラは、1886年に薬剤師のペンバートンが発明しました。当初はコカインを含むコカの葉の成分が含まれていましたが、さすがにそれは取り除かれ、今のコカコーラは「カラメルE-150d」という色素と企業秘密の香料を加えたただの砂糖水です。原材料費も安く、とても効率的なビジネスモデルです。

もっとも、私はコカコーラを非難したいわけではありません。企業として利益を追求するのは当たり前のことですし、それはコカコーラに限ったことではありません。

安価でお腹いっぱいになるピザや菓子パン。

冷凍で使いやすい餃子、焼きそば、うどん。

コーンシロップをたっぷり入れた清涼飲料水。

小麦粉やジャガイモからつくられるスナック菓子。

これらは、消費者が喜んで繰り返し買ってくれるから、スーパーやコンビニでも売られているわけです。

なぜ、繰り返し買ってしまうのかについて、「美味しいから」というのは表面的な解釈で、正しくは「糖質依存症になっているから」です。

疑問4

Q なにをすればやせられるのか？

——1日の糖質摂取量をコントロールする以外に方法はない

ここに、リバウンドの大きな原因があるということに気づいてください。

私たちの体重が増えてしまう理由は、炭水化物（糖質）の過剰摂取にあります。

一方で、炭水化物の摂取を減らせばどうなるでしょうか。

まず、エネルギー源としてのブドウ糖が足りなくなり、肝臓や筋肉に貯蔵されたグリコーゲンを分解して使います。

ただ、グリコーゲンの貯蔵量は限られており、これが枯渇したら次にはやむなく、脂肪細胞の脂肪を脂肪酸、さらにケトン体に分解して使うことになります。こうして皮下脂肪や内臓脂肪が減って、やせていきます。

つまり、やせたければ、エネルギーとしてどうしても脂肪を使わざるを得ない状況に持っていく必要があります。それには、炭水化物の摂取量をかなり引き下げなくてはなりません。それが、最良かつ唯一の方法です。

カロリー制限を信じてきた人は今すぐ発想を変え、糖質制限に取り組みましょう。

詳しくは後述しますが、1日の糖質量を60g以下に抑えると確実にやせられます。

ただし、かなり太っている人は重度の糖質依存症に陥っているので、いきなり減らそうとしても無理です。「脳を騙し騙ししながら、少しずつ」が決め手となります。

具体的には、1日の糖質摂取量を最初は120gに、それに慣れたら100gに、次には80gに……と段階的に減らしていきます。

こうして最終的に1日60g以下に落とし、それが2カ月続いたら糖質依存症は治ったと考えられます。

とはいえ、どんな食品にどれくらいの糖質が含まれているかについて、なかなかつかみにくいことと思います。

第2章では食品の選び方や具体的な食事メニューを紹介しますので、それらを参考に食事を組み立ててみてください。

また、今は糖質制限を意識したメニューを置いたレストランも増え、食品もいろいろ市販されていますから、大いに活用するといいでしょう。

と同時に、つまらないことで糖質を摂ってしまう習慣を改めましょう。

■瞬間的に血糖値上昇を引き起こす「危険な飲み物」

つまらないことで糖質を摂ってしまう習慣の筆頭が、ちょっと一休みしたいときの缶コーヒー、清涼飲料水、エナジードリンクなどです。

たとえば、500mlのコーラは57g（角砂糖14個分）の砂糖が入っています。概して炭酸飲料は糖質含有量が多いのですが、炭酸の爽やかさや、酸味料などによってそれがごまかされてしまうのです。

ポカリスエットのようなスポーツ飲料もしかりです。とくに夏は熱中症予防のためにスポーツ飲料をよく飲む人がいますが、水で十分です。

こうした飲料は、液体であるために胃での消化を必要とせず、すぐに小腸で吸収され、あっという間に血中にブドウ糖が溢れます。結果、血糖値スパイク（急激に血糖値が上昇すること）を起こし、糖尿病にもかかりやすくなります。

まずは、こうしたものを一切やめ、水かお茶に変えましょう。

コーヒーや紅茶を飲むときに、砂糖を入れるのはやめましょう。

スーパーに行くときは、あらかじめ買うものを決め、それだけを購入するようにしましょう。さもないと、つい糖質たっぷりのものを買ってしまいます。たいした用もないのに、コンビニに立ち寄るのはやめましょう。寄ればつい、スイーツコーナーに足を運んでしまうでしょう。そして、美味しそうな新商品を見たら、脳は「早くそれを買って食べろ」と指令を出します。

普段から、身の周りに甘いものや炭水化物を置かないことも大事です。お菓子やカップ麺の買い置きはやめましょう。

要するに、ダイエットは自分の脳との闘いです。**「糖質を摂れ」という脳の指令を、いかに聞かずに済むかという工夫が必要なのです。**

できれば周囲に、「糖質制限でダイエットする」と宣言しましょう。そうすれば、出張のお土産のお菓子もパスできるはずです。

ダイエットで大事なのは「続ける」こと。時間がかかることを前提とし、途中で失敗してもくよくよせず、また続ければいいのです。

こうして、焦らずに糖質摂取量を減らしていけば、あなたは確実にやせることができます。

疑問5

Q どうしたらリバウンドを避けられるのか？

——科学的な方法で、行動を変えて新しい習慣を作る

太っていた人がやせてとてもきれいになり、周囲を驚かせることがありますね。でも、彼らはたいてい、再び周囲を驚かせます。「あれだけ苦労してやせたのに、なんでまた戻ってしまったの」と。おそらく、本人も残念でたまらないはずです。

我慢して我慢してやせたのに、そのすべてを水の泡にしてしまうのは、一時的に体重は落としたかも知れないけれど、糖質依存症に陥った脳を治していないからです。

糖質依存に限りませんが、中毒症状から抜け出そうと思ったら一時的ではダメ。完全に抑えることが必須です。

つまり、リバウンドしないダイエットには「完全に抑えたか」の見極めが必須で、それにかかる時間をきちんと把握することが求められます。

脳は、とても緻密な器官であると同時に、変化には時間がかかります。

２００９年にイギリスで行われた研究では、脳が新しい習慣を受け入れるまでに平均66日かかることがわかっています。

どんな習慣であるにしろ、「1週間で身につく」とか「1カ月で結果が出る」などとうたっているものは全部ウソなのです。

とくに、ダイエットは短期集中は失敗します。糖質中毒はコカイン中毒の8倍、依存性が高いという報告がなされています。

この現実を踏まえない限り、リバウンドしないダイエットは無理。正しい知識のもと、きちんと必要なプロセスを踏んだ人だけが成功します。

■「やる気」をアテにしない

まず、問題は意志の強さやモチベーションではないということを自覚し、もっと科学的なアプローチを試みましょう。

詳しくは第2章で述べますが、本書では、肥満度合い（＝糖質依存症度合い）に応じて3つの段階に分け、それぞれ最も適した糖質制限を行ってもらいます。

いずれも、「応用行動分析」という学問の流れに従い、行動を変容させていくことが重要になります。それによって脳を変えていくのです。

具体的には、以下の流れを踏まえていきます。

❶ゴールを示す

行動を変えることでもたらす期待感を明確にする。たとえば、「体重を10kg落とす」など。さらには、「10kg落としたら、9号のスーツを買う」といったところまでイメージする。

❷観察する

求める効果が発生しているかどうかを確認し続ける。毎日、体重を計測し、増えているときには前日の食事内容を検討するなど、徹底的に自分と自分の変化を観察する。そして、それを記録する。1日の体重変化は100〜200g程度なので、体重計は100g単位まで表示できるものを使用します。

❸行動を強化する

体重が減ったなら、自分を褒め、達成感を味わう。食べ物以外のご褒美を自分に与え、「もっと頑張ろう」という気持ちにさせる。たとえば欲しかったアクセサリーを買ったり、映画を観たりする。

逆に、**ゴールを曖昧にしたり、観察を怠ったり、望ましくない行動を強化するよう**

なことは徹底して避けます。

たとえば、スナック菓子が手の届くところにあれば、つい「ちょっとだけ」となってしまうのが私たちの脳の仕組みなので、そうしたものを排除します。

これら取り組みは、糖質依存だけでなく、さまざまな依存症からの脱却に効果をもたらします。

ただし、糖質依存症ならではのコツがあることも忘れないでください。

タバコや薬物の依存症から抜け出そうと思ったら、とにかくそれらを断てばいいのであって、一切、近寄らないという方法が取れます。

しかし、食事はしないわけにはいきません。そして、いろいろな食べ物の中に糖質は入っています。とくに、食品メーカーがつくったモノの中には、気づかないようにそっと加えられているケースもあります。

だから、「ある程度は摂ってしまうのは当然」という前提のもと、脳を騙しながら減らしていくという知的な対応が必要なのです。

自分の脳と自分の知性との闘い。大変そうですが、とても面白いゲームとも言えます。これを楽しめれば、リバウンドとは無縁になります。

第 1 章

糖質制限の効果を最大限に高める 7つのルール

糖質制限の効果を最大限に高める7つのルール

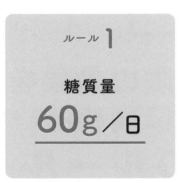

ルール1

糖質量

60g／日

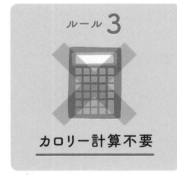

ルール2

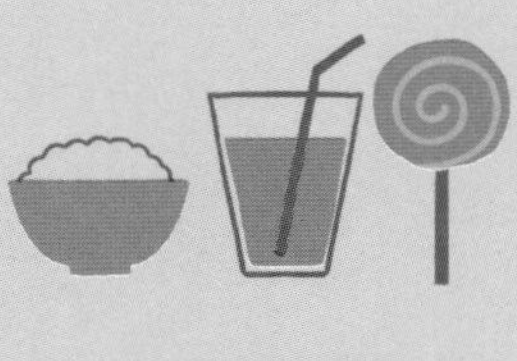

3つの敵

ルール3

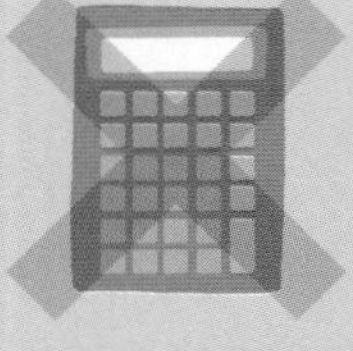

カロリー計算不要

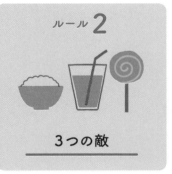

漠然と「糖質を減らす」と考えている人は、ダイエットの効果を十分に得られていない可能性があります。貴重な時間と労力をムダにしているかもしれません。

そこで、これまでに多くの肥満患者を診てきた医者の立場から、必ず結果を出すために、意識して実践していただきたい7つのルールを用意しました。

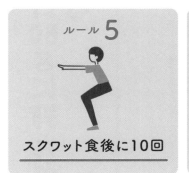

ルール5

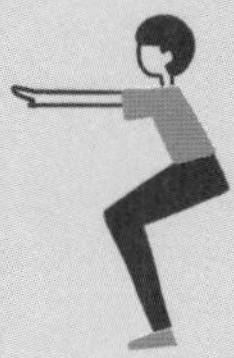

スクワット食後に10回

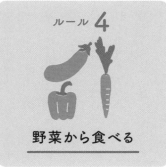

ルール4

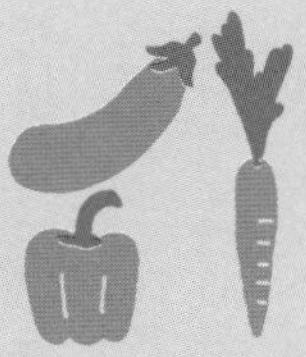

野菜から食べる

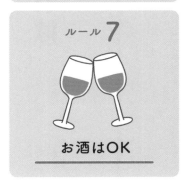

ルール7

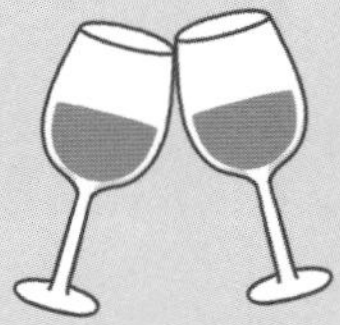

お酒はOK

ルール6

夕食は糖質カット

ルール1

糖質量を1日60gに抑えれば誰でもやせる

私たちは糖質をエネルギーとして生きています。前述したように、炭水化物（糖質）の摂取量を減らせばブドウ糖が足りなくなり、まずは肝臓や筋肉に貯蔵したグリコーゲンが分解され使われます。そして、それが尽きると今度は脂肪が分解され脂肪酸さらにはケトン体となってエネルギー源として使われます。

だから、糖質摂取量を減らせば脂肪が燃焼し、やせるのです。

では、どのくらいまで減らしていけばいいのでしょうか。**糖質摂取量を1日60g以下に抑えれば、誰でも1日100～200gずつやせていきます**。

この数字には明確な根拠があります。

1日58gという厳しい糖質制限と、少し減らす程度の緩い糖質制限の効果を比較した研究がアメリカのカリフォルニア大学サンフランシスコ校で行われました。

その結果、緩い糖質制限ではやせる効果はほとんど認められず、厳しい糖質制限では3カ月で平均5・5kgの減量に成功しました。しかも、コレステロールや中性脂肪の値が低下することもわかったのです。

本書では、この結果に従っていきます。

糖質依存症の度合いによって段階は踏みますが、最終的には1日の糖質摂取量を60g以下にします。それによって、誰でも必ずやせていきます。

なお、このときの60gというのは、あくまで糖質量そのものを指しています。ご飯60gがイコール糖質60gというわけではありません。

たとえば、炊き上がったご飯150g（茶碗1杯分）で糖質量は55gくらいです。となると、ランチに丼飯など食べてはまずいということがわかるでしょう。

逆に、清涼飲料水を飲むくらいなら、その分、おにぎりでも食べたほうが満足感も得られていいという判断も成り立ちます。

このように、知的に計算しながら、1日の糖質摂取量を60g以下に減らしていくのが第一のルールです。

ルール2

ダイエットを阻む3つの最大の敵を抑える

最初から糖質60gを目指せる人も、そんなことはとても無理で段階を追って徐々に減らしていく人も、以下の3つは糖質制限の「最大の敵」だと認識してください。

1 ジュース・清涼飲料水

これからの人生で一切、口にするのをやめましょう。同じ糖質でも、ご飯やパン、麺類のような固形物は胃での消化に最短でも2時間かかります。

ところが、液体の場合、大量のブドウ糖が小腸から一気に吸収され、血糖値スパイク（血糖値の急激な上昇）が起きます。すると、血糖値を下げるためのインスリンも大量に出て、急いで大量のブドウ糖を脂肪に変えるのです。

「果汁100％ジュースは体に良いもの」は間違い。野菜ジュースであっても飲みやすくするために大量の糖が使われています。

オーストラリアやイギリスなど、海外で子どもたちに糖分の多い飲み物をやめさせる試みがなされ、いずれも肥満率が減少しています。飲み物を変えることは、考えている以上に大きな効果が期待できます。イギリスでは２０１８年から糖類を含む飲料に対する課税（通称：砂糖税）を始めました。

2 お菓子

お菓子は自然界には存在しません。人間がつくりだした「太るための食べ物」です。

おやつには、遠い祖先も食べていたナッツ類、糖質の少ないチーズがおすすめです。あるいは、カカオ成分70％以上のチョコレートや、果物を少量食べましょう。果物はジュースにせず、皮も含めてそのまま丸ごと食べると食物繊維により血糖値の上昇が抑えられます。

3 白いごはん・白いパン・麺類

炭水化物はすなわち糖質です。本書のメソッドに沿ってこれまでよりも分量を減らしていきましょう。

なかでも、精製度が高いものは食物繊維が除かれて血糖値が上がりやすいので避けましょう。

玄米には食物繊維の他にもビタミンやミネラルが含まれていますが、白く精製されれば、ほぼ糖質の塊と化します。小麦粉も同様で、パンやパスタも白いものよりは、全粒粉を使ったもののほうがいいでしょう。

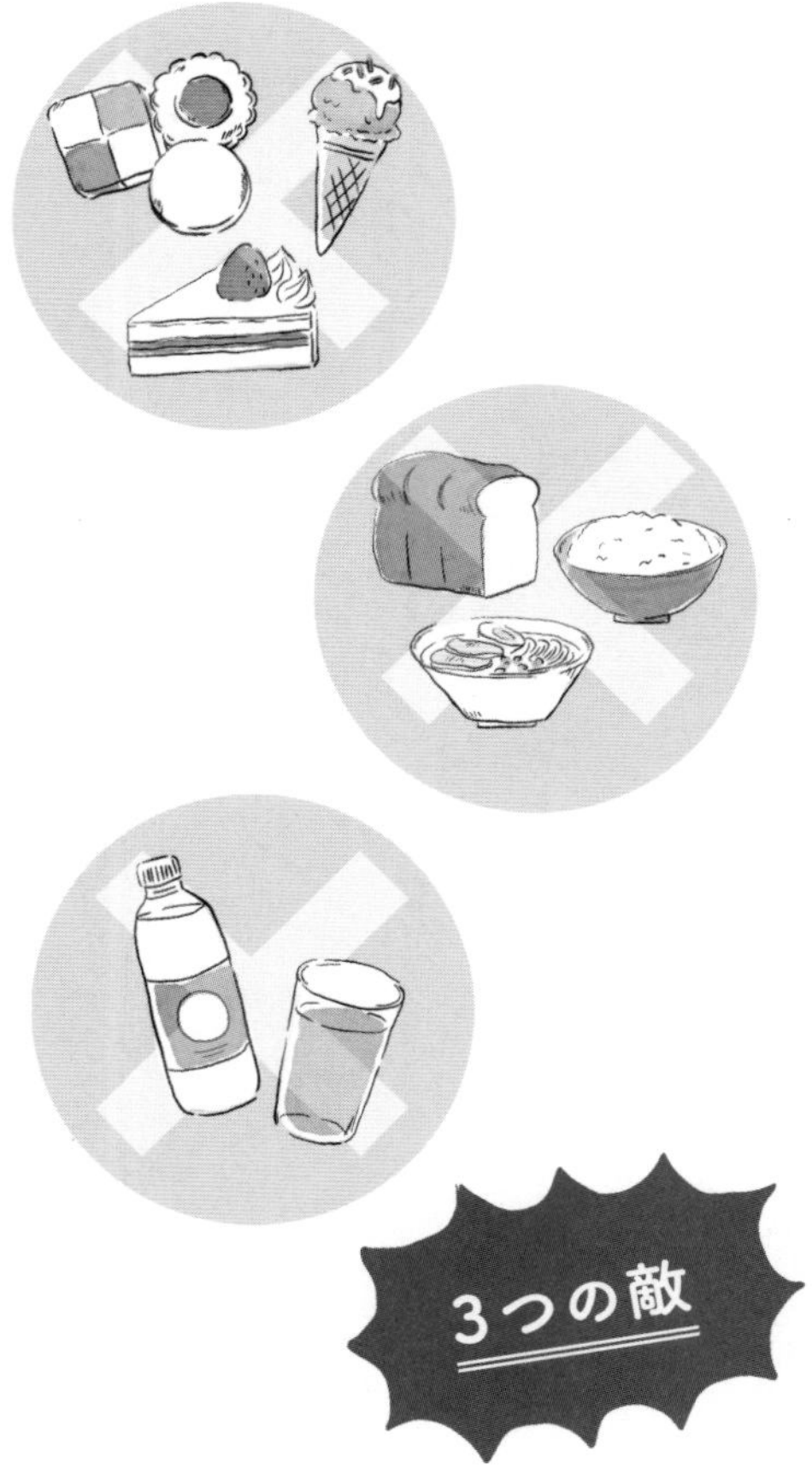

ルール3

カロリー計算不要、しっかり食べてやせる

「摂取カロリーより消費カロリーが下回れば太る。逆であればやせる。当たり前のことではないか」という理屈が、長い間あたかも理論的なことのように語られてきました。

こうしたカロリー信奉者は、食べ物のカロリーと、日常的な活動（運動含む）で消費するカロリーを計算し、「やせたければ摂取カロリーを控えなさい」と訴えてきました。

しかし、ことはそんなに単純ではありません。

１９９０年から20年間にわたって行われたアメリカの大規模な調査で、「摂取カロリーの増加と体重の増加には相関関係はない」という結論が出ています。この調査期間中、アメリカでは肥満は増え続けているのに、人々の摂取カロリーにはほとんど変化は見られなかったというのです。

イギリスでも同様の結果が出ており、こちらはむしろ、摂取カロリーは減っている

のに肥満は増えていたと結論づけられています。

どうして、そんなことが起きるのでしょうか。私たちの体は「代謝」という重要な作用を絶えず行っているからです。

細胞の刷新、消化や排泄、心拍や体温の維持など、さまざまなことにエネルギーが使われ、しかも、その消費量は置かれた状況によって変化します。

また、摂取カロリーを減らせば、体が自らエネルギー消費を調整し、あまり使わなくなるということも起きます。

つまり、一概に「○カロリー使った」などと計算できるものではなく、カロリー計算を行い、空腹を我慢しながら摂取カロリーを抑えるというのは、ダイエット法としては極めてナンセンスなのです。

食事によって摂取されるカロリーが何によるかで太るかどうかが決まるのです。カロリーを得ることができるのは炭水化物、タンパク質、脂肪の3つです。

繰り返しますが、あなたを太らせるのは炭水化物です。それを控えれば、空腹を我慢する必要などありません。タンパク質や脂肪をたくさん摂っても決して太りません。

むしろ、植物性食品や、質の良い脂肪、タンパク質をしっかり摂って健康にやせていくのが本来あるべきダイエットなのです。

ルール4

野菜を最初に、炭水化物は最後に食べる

同じ内容の食事でも、「食べ方」次第で血糖値の上がり具合が変わってきます。

たとえば、ランチに焼き魚定食を注文したとしましょう。ごはん、味噌汁、焼き魚、ほうれん草のおひたしのセットです。

炭水化物が好きな人にとって、おかずはあくまで「味付け」に存在しているにすぎず、大事なのはごはんを食べることです。味噌汁をちょっと飲んで、すぐにごはん。焼き魚をちょっと口にして、すぐにごはん。ほとんどごはんから食べているような食事の進め方をします。

するど、カラッポの胃に炭水化物がドカドカ入ってきて、どんどんブドウ糖に分解され急激に血糖値が上昇します。これは最も太りやすい食べ方です。

一番いいのは、まずほうれん草のおひたしを食べてしまうことです。それから焼き

魚もほぼ平らげ、ごはんは最後に食べるようにします。

すると、胃の中には野菜の食物繊維が、次いで魚のタンパク質や脂質が入ります。

こういう状態をつくってからごはんを食べれば、炭水化物がブドウ糖に分解されるスピードも、血糖値の上昇カーブも緩やかになります。すなわち、太りにくいのです。

それに、ごはんを最後にすることで残しやすくなります。炭水化物の絶対的摂取量が減れば、それだけ体重も落ちます。

どんなメニューでも同様です。

まずは野菜、次いでタンパク質や脂質の多いおかず、炭水化物は最後に少しだけ食べるようにしましょう。

血糖値上昇を抑える食べ方

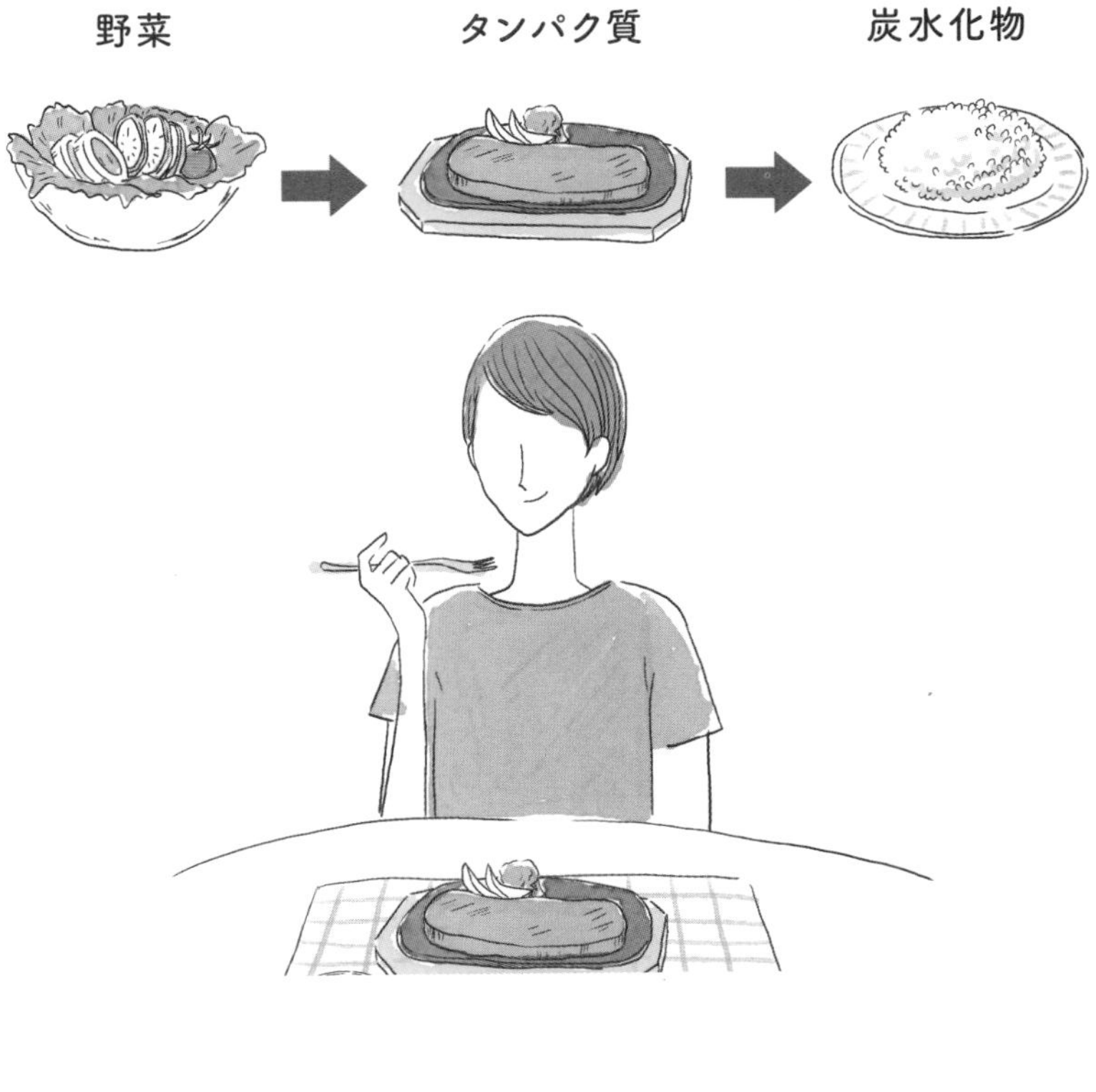

ルール5

食後すぐにちょっとだけ運動する

私たちが太るのは、食事によって上がった血糖値を抑えるために、インスリンが分泌されるからです。つまり、血糖値が上がらないような食事を心がければいいわけです。

甘いものはもちろん、炭水化物を食べれば、それはすべてブドウ糖に分解されて血糖値が上がります。また、どれほど低糖質の食事を心がけていても、ある程度は糖質が含まれますから、多かれ少なかれ食後は血糖値が上がります。

しかし、**食後すぐに運動すると、その血糖値の上昇が抑えられることがわかっています**。だから、ダイエットには食後すぐの運動がとても効果的なのです。

あくまで「食後すぐ」です。「食後1時間以上もしてから」では、すでに血糖値は上がってしまっており意味はありません。

その代わり、時間は短くてＯＫです。一番いいのはスクワットで、10回3セットも行えば効果が期待できます。さらに、1回に12秒かける「ゆっくりスクワット」なら、より強度が高いので10回1セットで十分です。いずれにしても、5分もあればできてしまいます。

ウォーキングの場合は、早足で20分ほど歩きましょう。ただ、有酸素運動よりも筋肉運動のほうがブドウ糖の消費率が高いので、スクワットが最適です。あるいは、階段の上り下りや、かかと落とし、ステッパー器具を使っての筋肉運動もいいでしょう。

以前から、「ダイエットには運動が有効だ」と言われてきました。ただ、それは「運動をすればカロリーを消費するから」というものでした。でも、運動自体で消費できるカロリーなどたかが知れています。運動することそのもので脂肪を燃やしてやせるというのは無理な話なのです。

もっと効率よくやりましょう。食後すぐのちょっとの運動は、1万歩歩くよりも高い効果が得られます。

食後すぐに動けば、太りにくい！

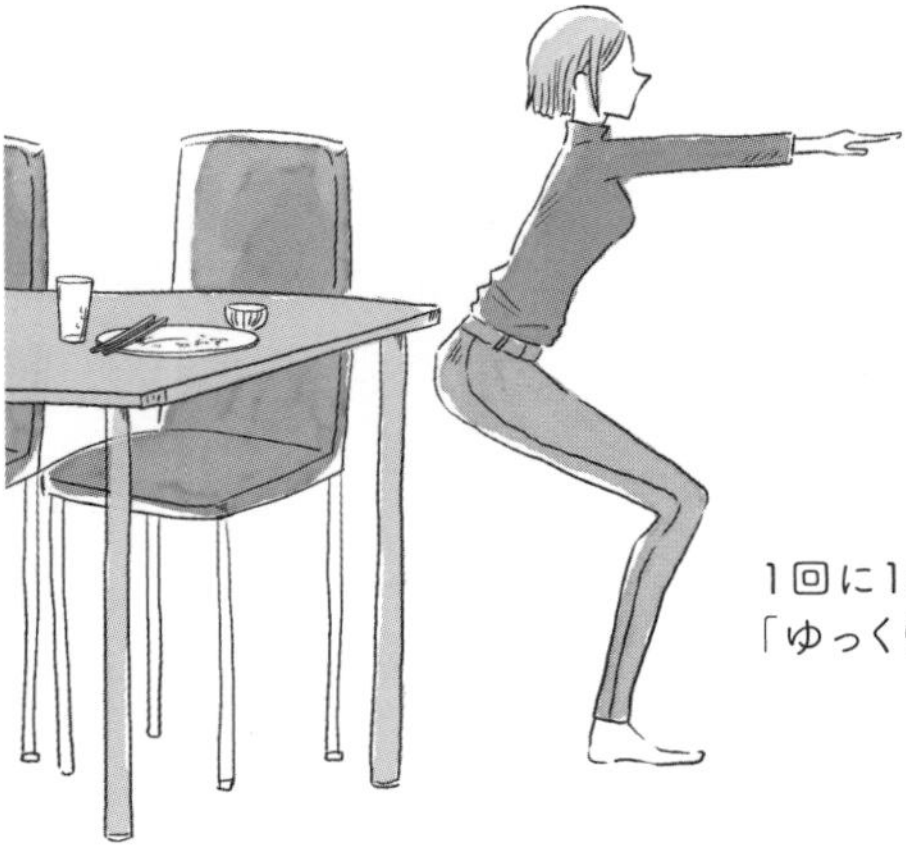

1回に12秒の
「ゆっくりスクワット」を10回

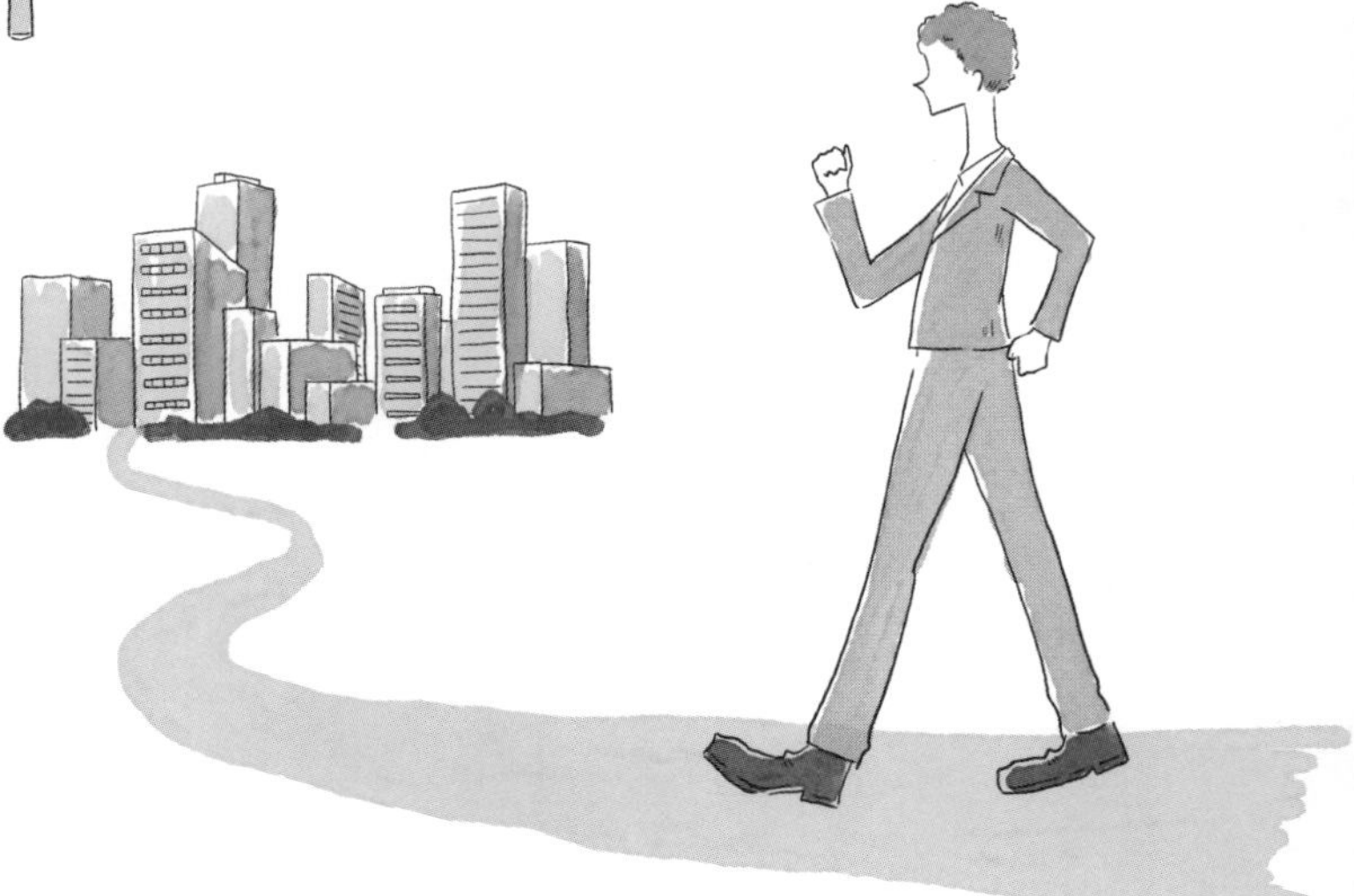

早足で20分のウオーキング

ルール6

夜に糖質を摂らない

1日60gという糖質摂取量を決めたとして、それをいつ摂るかによってもダイエット効果が変わってきます。

結論から言って、夜には糖質は摂らないほうがいいのです。

というのも、夕食後は寝てしまうので、体も脳も使わないからです。体を動かさなければエネルギー消費量が減るのはもちろんのこと、最大のブドウ糖消費臓器である脳も休んでいます。

そのため、睡眠中はブドウ糖がほとんど必要とされず、夕食から摂って余った分は脂肪に変えられ貯蔵されます。

だから、ご飯やパンなどの炭水化物を、1日に少しでもいいから食べたいという場合は、朝食か昼食に摂るようにしましょう。お酒を飲んだ後に、締めのラーメンを食べるというのは最悪です。

とはいえ、どうしても夕食に糖質を摂取してしまうこともあるでしょう。そういうときは、食後すぐに運動しましょう。

取引先との接待の席でも、炭水化物や甘いデザート類はなるべく残しましょう。もし、どうしても食べないわけにはいかなかったとしたら、さりげなくトイレに向かい、短時間で強度の高いスクワットを行うなどの工夫をしましょう。

なお、**夕食から就寝まで4時間くらい空けるのが理想です**。一般的に、食べたものが完全に消化・吸収されるまでに4時間くらいかかります。その途中で寝てしまうと、どうしても翌朝に胃の不快感が起きます。

ルール7

お酒を飲める人は飲む

太る原因はカロリー過多にあると考える人たちは、ダイエットに飲酒は大敵だと主張します。アルコールはカロリーが高いからです。

しかし、私たちを太らせるのは血糖値を上げる糖質で、カロリーではありません。だから、アルコールで太るということはありません。

それどころか、実はアルコールはダイエットに寄与することがわかっています。

信頼のおけるアメリカの医学誌に、興味深い研究論文が掲載されています。パンだけを食べたケース、パンとビール・ワイン・ジンを飲んだケースで、それぞれ血糖値の上昇度合いとインスリンの分泌量を比較するというものです。

それによると、パンだけ食べたときが、血糖値の上昇度合いもインスリンの分泌量も飛び抜けて高く、次いでビールを一緒に飲んだケースが高くなっています。そして、ワインやジンでは、血糖値の上昇もインスリンの分泌量も非常に低く抑えられています。

ビールはワインやジンよりも糖質量が多いので、二番目に位置するのは納得のいく結果です。それでも、なにも飲まないよりもいい結果が出ているのですから驚きです。

また、2004年に公表されたドイツの研究では、とくに辛口の白ワインにダイエット効果があることがわかっています。赤ワインにもポリフェノールなど健康に良い成分が含まれていますが、白ワインの酒石酸《しゅせきさん》という物質にダイエット効果があるのではないかと私は考えています。

私自身、夕食時には辛口の白ワインを愛飲しています。そして、翌朝の血糖値が低く抑えられていることも確認済みです。

私の患者さんたちも、食後血糖値を自己測定していますが、アルコールは血糖値を下げる方向に働くことをよく理解しています。

アルコールが飲める人は、夕食時には楽しんだらいいでしょう。日本酒や紹興酒はビール同様、糖質が多いので、ワインや蒸留酒がおすすめです。

太るお酒

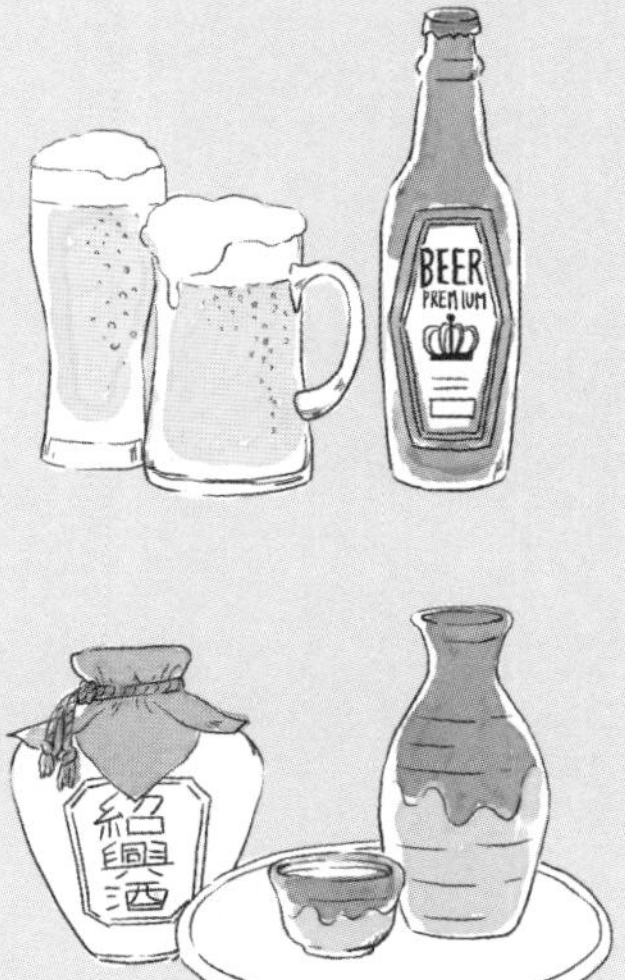

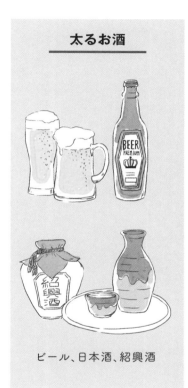

ビール、日本酒、紹興酒

太らないお酒

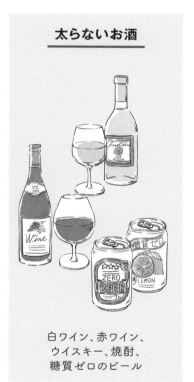

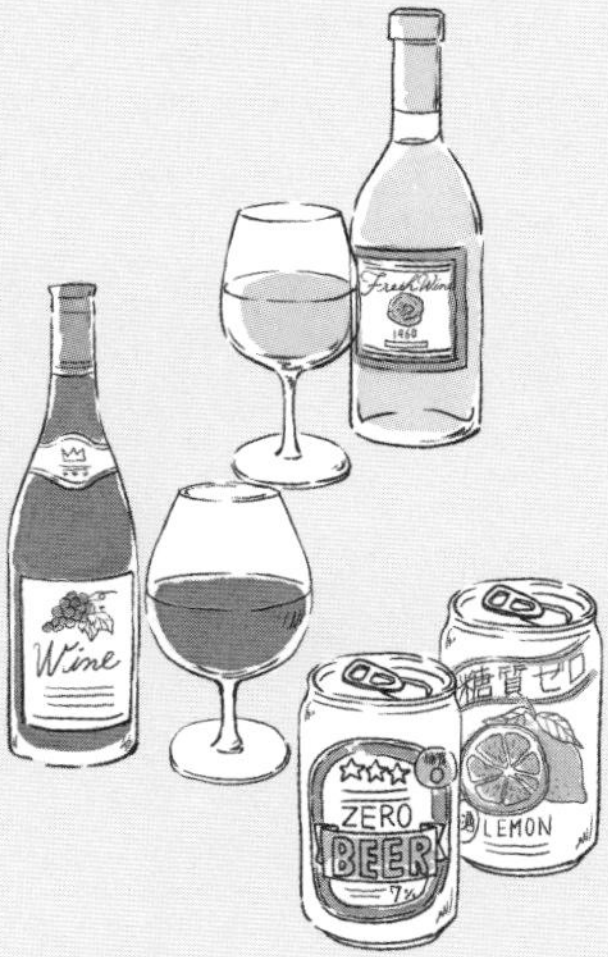

白ワイン、赤ワイン、
ウイスキー、焼酎、
糖質ゼロのビール

第 2 章

牧田式ダイエット実践編
健康的にやせる！
「7日間糖質制限プログラム」

準備1

ＢＭＩを明確に把握する

肥満度合いを判定するのに、世界で採用されているのがＢＭＩ（ボディマス指数）です。ＢＭＩは以下の計算式で導き出されます。

ＢＭＩ＝【体重（kg）】÷【身長（m）×身長（m）】

一例を挙げると、身長が１６０cmで体重が55kgの人なら、【55】÷【1・6×1・6】で、ＢＭＩは約21・5となります。

肥満大国アメリカでは、ＢＭＩ30以上を肥満と判定していますが、それはあまりにも緩すぎ。日本の基準は、「ＢＭＩが25以上だと肥満」というものです。

では、ＢＭＩ25とは具体的にどんな体型なのでしょう。

およその男女の平均的な身長で考えると、１７２cmで75kg、１５８cmで63kgとなります。これは、一見して「太っている」と感じるレベルです。でも、日本にはこういう人が、男性で30％、女性で20％います。

一方で、厚生労働省が「適正体重」としているのはＢＭＩ22です。ということは、23でも「太め」に入ります。ＢＭＩ23というのは、１７２cmで68kg、１５８cmで58kgです。これくらいの人は、あなたの周囲にもたくさんいることでしょう。要するに、日本も立派な肥満大国になりつつあるわけです。

なお、「適正体重」はＢＭＩ22ですが、多くの女性たちが理想としている「美容体重」はＢＭＩ20、さらに細い「モデル体重」はＢＭＩ18くらいになります。

ここで、76ページの表を見てください。日本人の身長と体重とＢＭＩの平均値を、男女ともに年代別に表してあります（女性について妊婦は除きます）。

女性の場合、20代では、美容体重に近いＢＭＩとなっています。つまり、若い日本女性はスマートな人が多いということです。それが、年齢を追うごとに太っていき、40代となると、多くの人がダイエットが必要になってきます。

一方で、男性はどうでしょう。すでに20代で十分に太っているのがわかるでしょう。そして、40代に肥満のピークがきています。

これが、日本人の肥満の現実です。

日本人の平均身長と平均体重

男性				
年齢	身長（cm）	体重（kg）	BMI	適正体重（BMI：22）
26-29歳	171.8	70.4	23.9	64.9
30-39歳	171.5	70.0	23.8	64.7
40-49歳	171.5	72.8	24.8	64.7
50-59歳	169.9	71.0	24.6	63.5
60-69歳	167.4	67.3	24.0	61.7
70歳以上	163.1	62.4	23.5	58.5

女性					
年齢	身長（cm）	体重（kg）	BMI	適正体重（BMI：22）	美容体重（BMI：20）
26-29歳	157.9	53.4	21.4	54.9	49.9
30-39歳	158.2	54.3	21.7	55.1	50.1
40-49歳	158.1	55.6	22.2	55.0	50.0
50-59歳	156.9	55.2	22.4	54.2	49.2
60-69歳	154.0	54.7	23.1	52.2	47.4
70歳以上	149.4	51.1	22.9	49.1	44.6

（注）体重は妊婦除外
出所：「令和元年国民健康・栄養調査」（厚生労働省）より算出

準備2

ポイントは6kgと20kg

もう一度、76ページの表を見てください。

日本人男性で、最も肥満が多い40代は、その平均身長（171・5cm）に対する適正体重（BMI22）は64・7kgです。しかし、実際には平均体重は72・8kgあります。その差8・1kgです。

50代はどうでしょう。平均身長に対する適正体重（BMI22）は63・5kgですが、実際には71・0kgと、7・5kgの差があります。

今度は女性を見てみましょう。

女性は閉経を迎えると太り始め、さらに基礎代謝も大きく落ちる50代から「なかなかやせない」という悩みが増えます。

また、多くの女性は適正体重では満足しない傾向にあり、少しでも美容体重に近づきたいと考えているようです。

たとえば、50代の女性の場合、平均身長（156・9㎝）における適正体重（BMI22）は54・2㎏。そして、実際の平均体重が55・2㎏で、その差は1・0㎏とあまり大きくありません。

しかし、女性たちが理想とする美容体重（BMI20）は49・2㎏となり、その差6・0㎏と広がります。

40代男性＝8・1㎏減らしたい。

50代男性＝7・5㎏減らしたい。

50代女性＝6・0㎏減らしたい。

このように、ダイエットを考える多くの人にとって、6〜8㎏前後が一つの壁になります。「6㎏やせられたらハッピー」と感じる人が結構いるはずです。

もう一つ、医師である私の目から見て、20㎏という大きな壁があります。平均体重よりも20㎏以上オーバーしている、つまり、男性で約85㎏、女性で約75㎏を超えているような状態だと、相当にひどい糖質依存症に陥っており、独自のダイエット法が必要になります。

準備3

あなたの目標を決める

牧田式糖質制限ダイエットは、前述した6kg、20kgという二つの壁を基準に、以下の3段階に分けて考えられています。

Aコース　やせたいのは6kgまで　糖質依存症軽度
Bコース　6～20kgやせたい　糖質依存症中等度
Cコース　20kg以上やせたい　糖質依存症重度

では、あなたがどの段階なのか調べてみましょう。

76ページで紹介したBMIの計算式から逆算すればOKです。

適正体重＝身長（m）×身長（m）×22
美容体重＝身長（m）×身長（m）×20

私の知人を例にとると、会社経営者の50代の男性は、身長168cmですから適正体重は「1・68×1・68×22」で約62kgです。ところが、実際には74kgあるので、健康のためにも12kgの減量が必要でBコースに該当します。

ちなみに、この男性には30歳になったばかりの息子さんがいるのですが、170cmで87kgもあります。適正体重は「1・7×1・7×22」で約64kgですから、Cコースで23kgの減量に挑戦してもらうことになります。

もう一人、50代で会社勤めをしている女性は、身長155cmだそうです。適正体重は「1・55×1・55×22」で約53kg。美容体重を目指すなら「1・55×1・55×20」で約48kgです。

「まさに、48kgくらいになりたい。今はなんとか53kg以下に留めているけれど、もっとスマートになりたい」と訴えていたので、4〜5kgのダイエットを望んでいるのでしょう。ということであれば、Aコースです。

この女性の場合、健康面だけを考えるなら今のままでもOKです。ただ、前述したように、閉経や基礎代謝の低下でこれから太りやすくなることを考えれば、Aコースのダイエット習慣を身につけておくことが、今後の健康維持に大いに役立ちます。

もちろん、男性が美容体重を目指しても構いません。

まずは、あなたの目標をしっかり決めましょう。

目標体重の決め方

体重(kg) ÷ 身長(m) ÷ 身長(m) = BMI

□ ÷ □ ÷ □ = □

BMIが25以上の人は適正体重を大幅に超えているので要注意!

肥満が気になる人の目標体重の目安

身長(m) × 身長(m) × 22 = 適正体重(kg)

□ × □ × **22** = □

美しいボディラインを目指す人の目標体重の目安

身長(m) × 身長(m) × 20 = 美容体重(kg)

□ × □ × **20** = □

例:身長160cm 体重55kgの人の場合

- BMIは… 55(kg) ÷ 1.60(m) ÷ 1.60(m) = BMI 21.5
- 適正体重は… 1.60(m) × 1.60(m) × 22 = 適正体重56.3(kg)
- 美容体重は… 1.60(m) × 1.60(m) × 20 = 美容体重51.2(kg)

Aコース

やせたいのは6kgまでの人

Aコースが適している人たちは、糖質制限を行うことでさほど苦労なくやせることができます。というのも、まだ糖質依存症が軽度だと考えられるからです。炭水化物を制限すること自体が大きな苦痛とはなりにくく、落とす体重も6kgまでであれば、モチベーションを保ちやすいでしょう。

Aコースでダイエットするあなたは、いきなり、糖質摂取量を1日60gに制限してみましょう。糖質量を厳密に計測することは不可能であっても、本章でこれから紹介する食事メニューや、巻末の「食品の糖質量の早わかり表」を参考にしながら、チャレンジしてください。

なぜ、減らしたい体重が少ないAコースの人が、最初から1日60gと厳しい糖質制限をするかといったら、それが最も効率的だからです。

前述したように、緩い糖質制限ではなかなか効果が得られないという研究結果が出ています。一方で、厳しく1日60gを守れば確実に体重は減っていきますから、それを目標体重まで続けましょう。

目標体重に達しても、毎日の体重測定は欠かさずに行ってください。そして、目標体重よりも減ったら、ここで糖質制限を少し緩めてOKです。好きなご飯やパン、麺類を食べてください。

糖質を1日100g以下に抑えれば、体重増のリスクを軽減することができるので、目安にしてみてください。

もし、また少し体重が増えてきたら、再び炭水化物摂取量を減らしていきましょう。

このように、**毎日体重を量りながら食べる炭水化物の量を増減させていけば、ずっと希望の体重をキープできます**。まさに、あなたの体重は、あなたのコントロール下に置かれたわけです。

なお、Aコースの人たちでも、116ページに紹介する「ダイエットが続かない人へ――糖質制限を続けるためのアドバイス」は大いに役立つでしょう。

途中で「ちょっと体重が落ちなくなった」「このままだと挫折してしまうかも」というようなときは、いろいろ取り入れてみてください。

B コース

6～20kgやせたい人

Bコースでのダイエットが必要な人は、間違いなく糖質依存症に陥っています。ただ、その程度はさまざまでしょう。

糖質依存症を治しながら、それなりの体重を落とすには「長期戦」の覚悟が必要です。1日100g平均で減量できたら最高ですが、そこまで欲張らなくても、1カ月1kgの減量ができたら大成功だと考えてください。もし、あなたが18kg減らしたいとしても、1カ月1kgずつ減れば、わずか1年半で達成できることになるのですから。

まずは、焦る気持ちを払拭しましょう。

そして、1日の糖質摂取量を最初から60gにしてみましょう。本章でこれから紹介する食事メニューや巻末の糖質含有量の表を参考にしたり、市販の低糖質食品を利用してチャレンジしましょう。

ただ、Ａコースの人たちよりは糖質依存症が重度で、落としたい体重も多いために挫折の危険性が高くなります。そこで、１１６ページの「ダイエットが続かない人へ――糖質制限を続けるためのアドバイス」を理解し、できる限り取り入れましょう。

途中で少し体重が増えてしまうこともあるでしょうが、続けていれば再び減りますから、投げないことが重要です。

また、食品中には意外なものに糖質が含まれているので、カレンダーを使ってチェックしましょう。**体重が減った日には「○」、変わらなければ「－」、増えた日には「×」をつけ、増えたなら前日の食事と照らし合わせて原因を考えましょう。**

こうしたことを重ねていくと「○○には糖質が多いんだ」ということがわかってきますので、体重もコントロールしやすくなります。

もし、我慢できずに炭水化物をたくさん食べてしまったとしても、「もうダメだ」などと自暴自棄にならないこと。食後なるべく早くスクワットやウォーキングをすればチャラにできます。

Cコース

20kg以上やせたい人

このコースを選ばざるを得なかった人は、重度の糖質依存症に陥っていることが明らかであり、普通にダイエットに挑んでも失敗します。

まずは、重度の糖質依存症から抜け出すことから始めましょう。

そのために、「目標体重までやせたら自分にどんな良いことがあるのか」を想像してみましょう。素晴らしいことがたくさんあるはずです。それをノートに書き留め、強い決意を自分に、そして周囲にも表明しましょう。

飲み物は徹底的に変えます。清涼飲料水やジュースなど砂糖が溶けている飲み物は一切やめて、水か砂糖の入っていないただの炭酸水のみOKとします。

液体から摂る糖質は最も吸収されやすく、また、空腹を満たすこともないからです。人工甘味料は認知症と脳卒中を約2倍に増やすという研究報告が出ているのでやめましょう。

その上で、1日の糖質摂取量を120g以下に抑えます。ほかのコースのように、いきなり60gにするのは無理なので段階を踏みます。

120g以下では、よほどハードな運動をしない限りやせることはありませんが、これ以上太ることもありません。まずは、太り続ける状態にストップをかけます。

1日の糖質摂取量を120g以下に抑えられるようになったら、100g以下に減らします。これができると、1日平均50gくらい体重は減っていくはずです。食事後にスクワットなどの運動をすれば100gくらい減るかも知れません。

1日の糖質摂取量を100g以下に抑えても大丈夫になれば、重度の糖質依存症からはほぼ脱却したと考えられます。

これからが、いよいよ本格的に体重を落とすステージです。糖質摂取量を1日60gまで落としていきましょう。

大事なのは、焦らずにステップを踏むこと。1カ月に1~2kgの着実な減量を目指しましょう。「早くやせたいから」と、重度の糖質依存症から抜け出していないうちに厳しい糖質制限をすると、必ず挫折して大きくリバウンドします。それは、自分自身を傷つける行為です。まずは、糖質依存症から抜け出しましょう。

アクション1

1日の主食の上限を決める

1日に摂取する糖質を60g以下に抑えると、誰でもやせることができます。

ただし、糖質を厳密に計算するのは面倒くさいという人もいるでしょう。そんな人は、まずは主食だけに注意を払ってみてください。

なぜなら、大多数の人は、1日に摂取する糖質の半分以上をごはん、パン、麺類といった主食から摂取しているからです。

主食をこのページで紹介する量に抑えることで、1日の糖質を60g以下に抑えやすくなるはずです。1日に主食から摂取する糖質量の目安は、60gの半分の30g以下です。残りの30gの糖質は、主食以外の食事から自然と摂取してしまうと考えてください。

「体重をキープしたい、緩やかに減量したい」と考える人の場合、糖質量の目安は1日100〜120gです。ここで紹介している量の主食を1日2回と考えてみましょう。

1日の「主食の糖質量」を30g以下に抑える

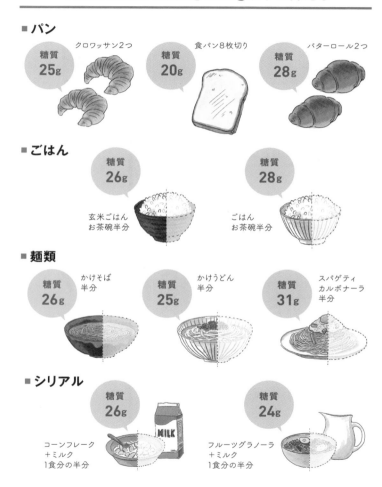

■パン

■ごはん

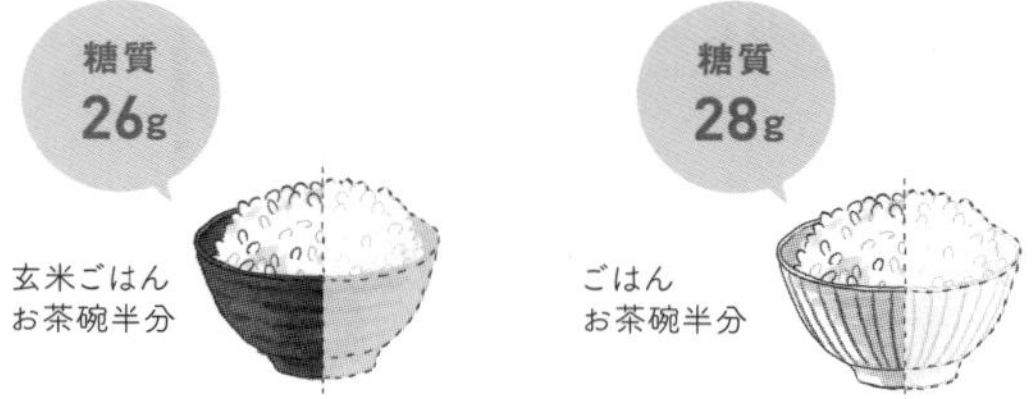

■麺類

■シリアル

アクション2

主食を朝か昼に「半分だけ」食べる

1日の糖質量を60g以下に抑えると、誰でもやせることができます。そのためには、朝の主食を半分以下にし、昼食と夕食では主食を控えます。

昼食は外で食べることが多く、糖質オフのメニューが選びにくい人は、朝は主食をとらず、昼の主食を半分以下にするのもOKです。自分の生活スタイルに合わせて、実践しやすい方を選んでみてください。

夜はエネルギーを消費しないので、夕食で炭水化物をとるのは避けましょう。

「すぐにやせたい！」

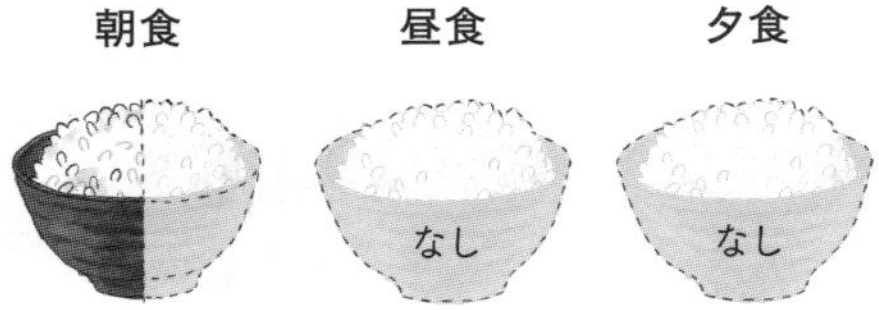

1日の糖質量を60g以下に抑える

「体重をキープしたい！」「緩やかに体重を落としたい！」

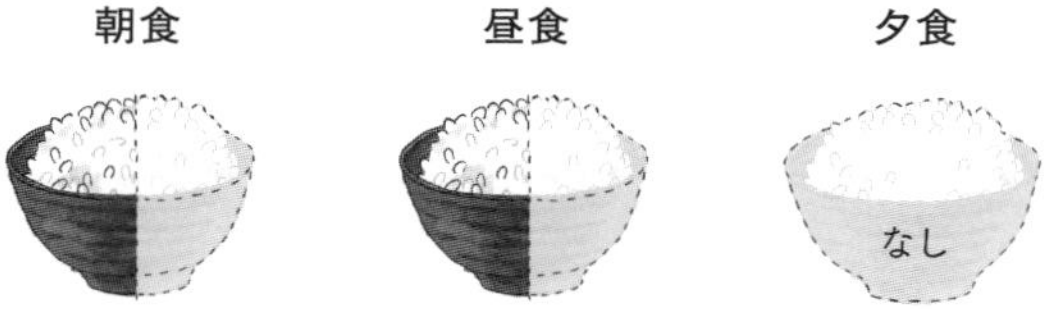

1日の糖質量を100〜120gに抑える

1日の糖質量を100〜120gに抑えると、緩やかに減量することができます。いきなり1日の糖質量を60g以下に抑えることが難しい人や、リバウンドを防ぎたい人におすすめします。

朝と昼の主食をそれぞれ半分以下にします。夕食後は活動しないので、主食を控えます。

清涼飲料水や砂糖の多いお菓子は主食以上に、糖質を摂取することになるので、注意してください。

アクション3

主食の代わりに主菜や副菜を追加する

主食を減らすだけだと、どうしてもお腹が空いて、ダイエットを続けることが難しくなってしまいます。毎日食事を楽しめた方がダイエットは長続きします。

主食を減らしたら、主菜や副菜を1品以上追加してみましょう。

肉や魚介、大豆食品、卵、乳製品、野菜、きのこ、海藻などは、たくさん食べても太りにくい食品です。

たとえば、メインの主菜が肉であれば、魚介、卵、豆腐などの主菜を一品追加します。タンパク質は体の材料となる大事な栄養素ですので、豊富にとります。

副菜や汁物では、野菜、きのこ、大豆食品、海藻をたくさん食べましょう。食物繊維が多く、糖の吸収を穏やかにする働きがあります。くわえて、代謝を促進するビタミン、ミネラルも含まれ、ダイエットを後押しします。

■一般的なメニュー

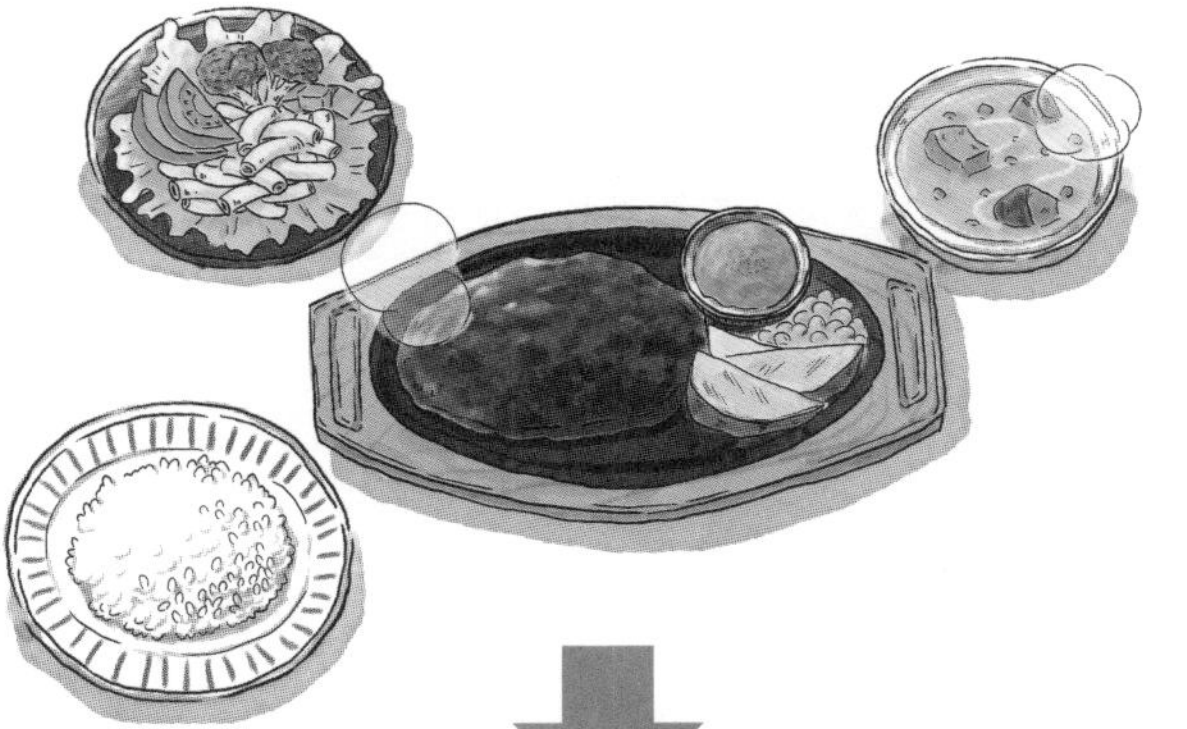

主食の代わりに主菜を1品追加

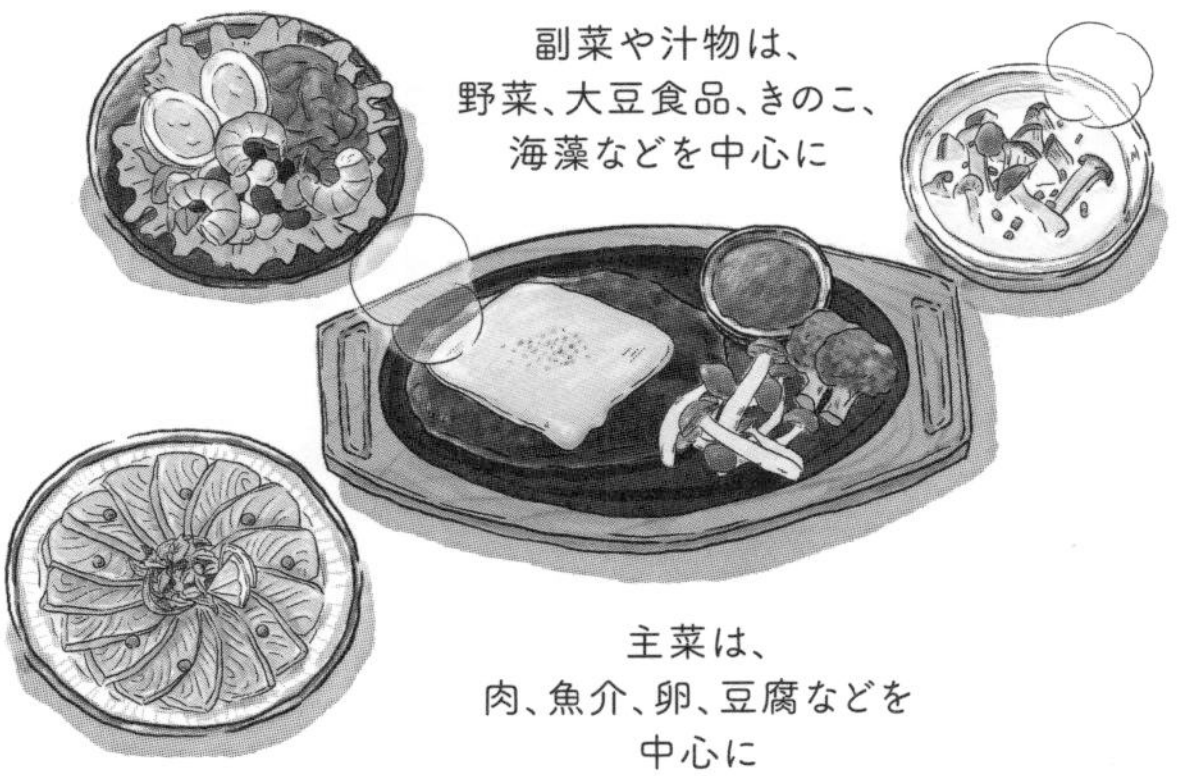
副菜や汁物は、
野菜、大豆食品、きのこ、
海藻などを中心に
主菜は、
肉、魚介、卵、豆腐などを
中心に

たくさん食べて健康的にやせる食品の選び方

主菜

タンパク質をしっかりとる

肉類

鶏肉・豚肉・牛肉・ラム肉・生ハムなど

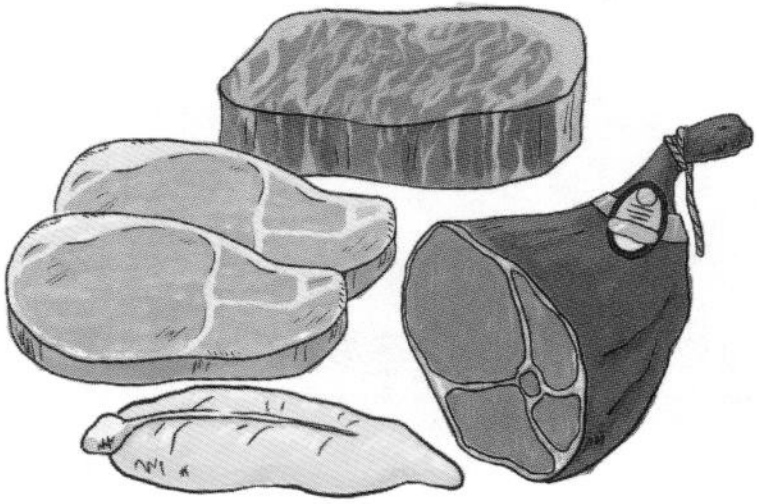

魚介類

青魚・その他の魚介

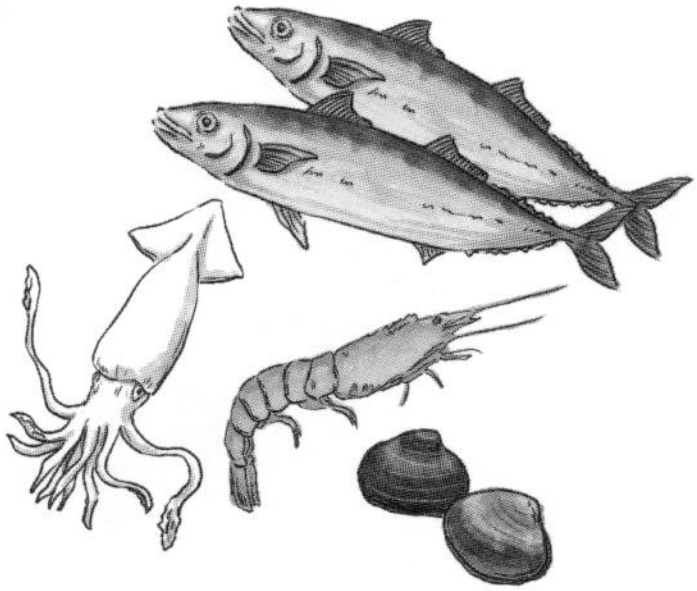

豆腐・卵・チーズ

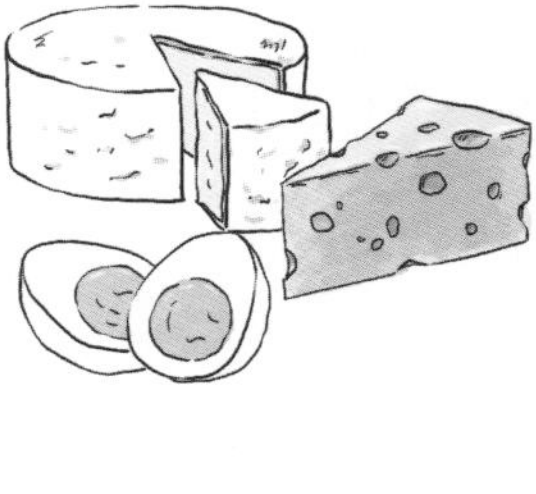

副菜・汁物

食物繊維やビタミンをしっかりとる

野菜（葉もの野菜を中心に）

キャベツ・レタス・ほうれん草・ネギ・ブロッコリー・ピーマン・もやし・小松菜・サラダ菜・春菊・オクラ・アスパラ・いんげん・アボカドなど

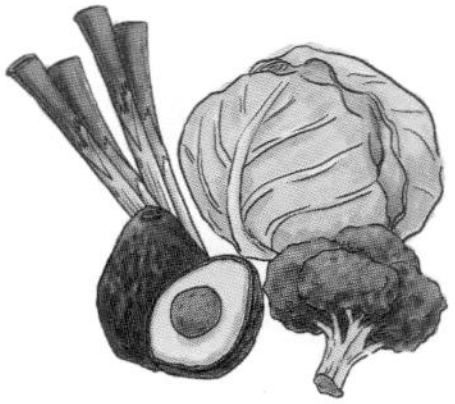

大豆製品

納豆・枝豆・豆腐・油揚げ・グリーンピース

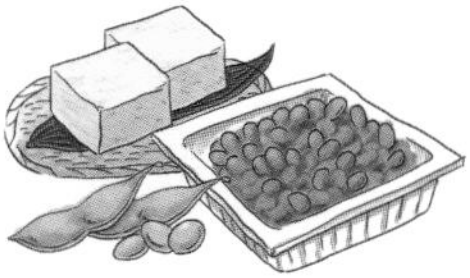

きのこ類

しいたけ・えのき・しめじ・なめこ

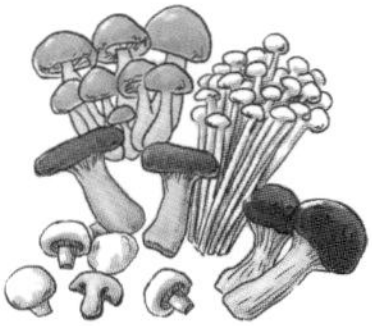

調味料

油・バター・塩こしょう・しょうゆ・味噌・酢・香辛料

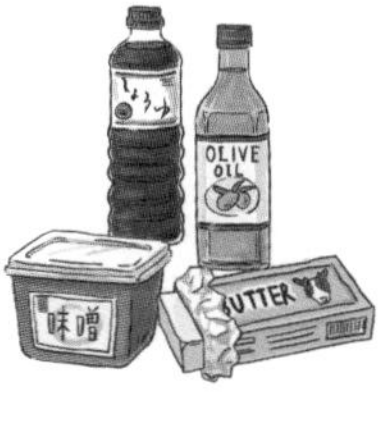

海藻類

のり・わかめ・昆布・ひじき・もずく

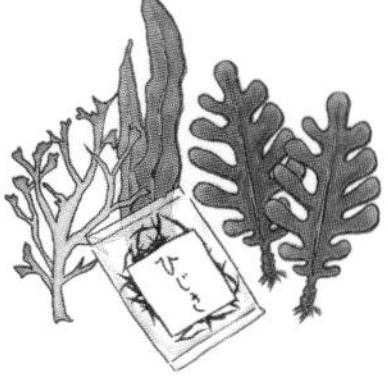

朝食プラン

主食を半分にして、しっかり食べる

■太りやすい朝食

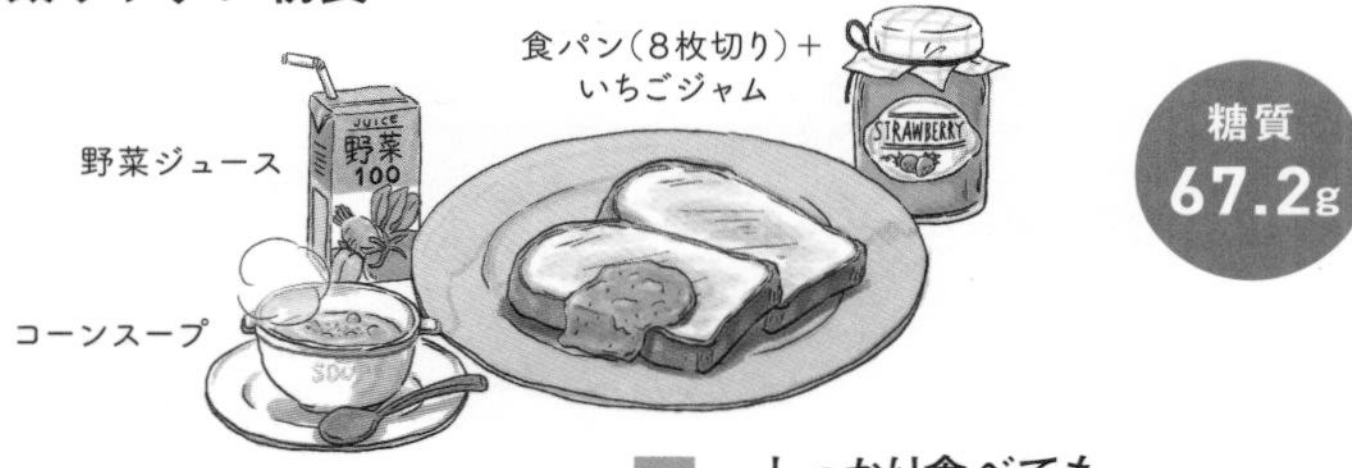

しっかり食べても、
糖質は半分以下に！

■健康的にやせる朝食1

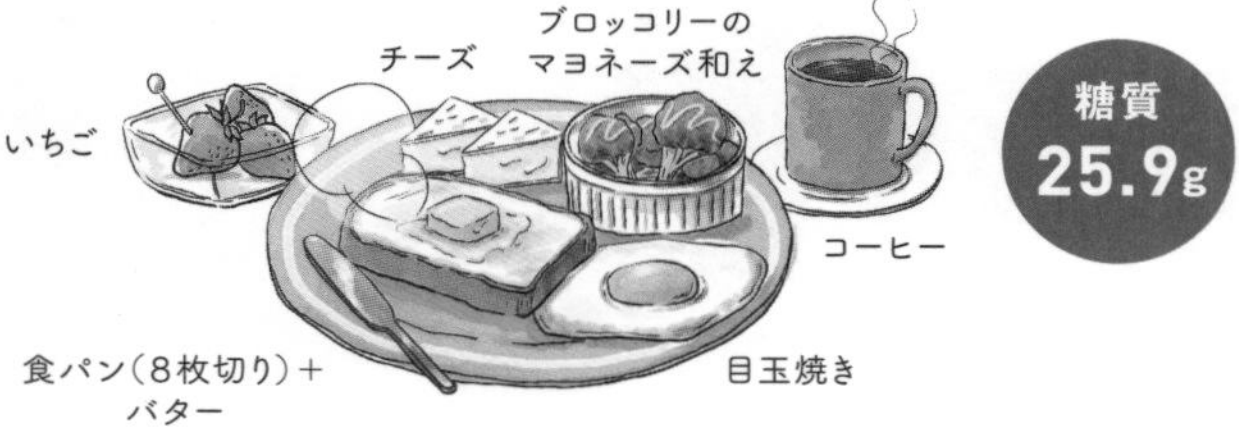

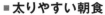

朝食のポイント

・パンやごはんは、量を半分にして、他の食品をたっぷりと。

・タンパク質が豊富で糖質が少ない卵は、ダイエットの強い味方です。

・乳製品の中では、チーズやバターは低糖質でおすすめ。

■健康的にやせる朝食2（和食）

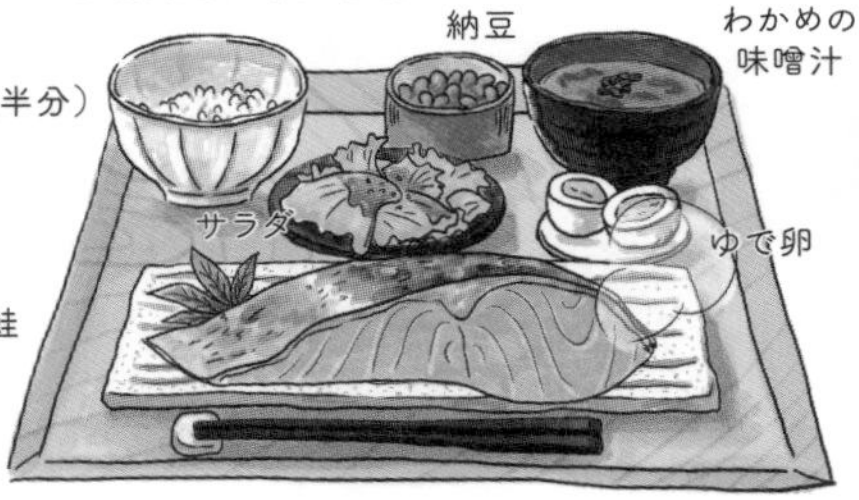
納豆
わかめの
味噌汁
ごはん（茶碗半分）
サラダ
ゆで卵
塩鮭
糖質
33.2g

■健康的にやせる朝食3（主食抜き）

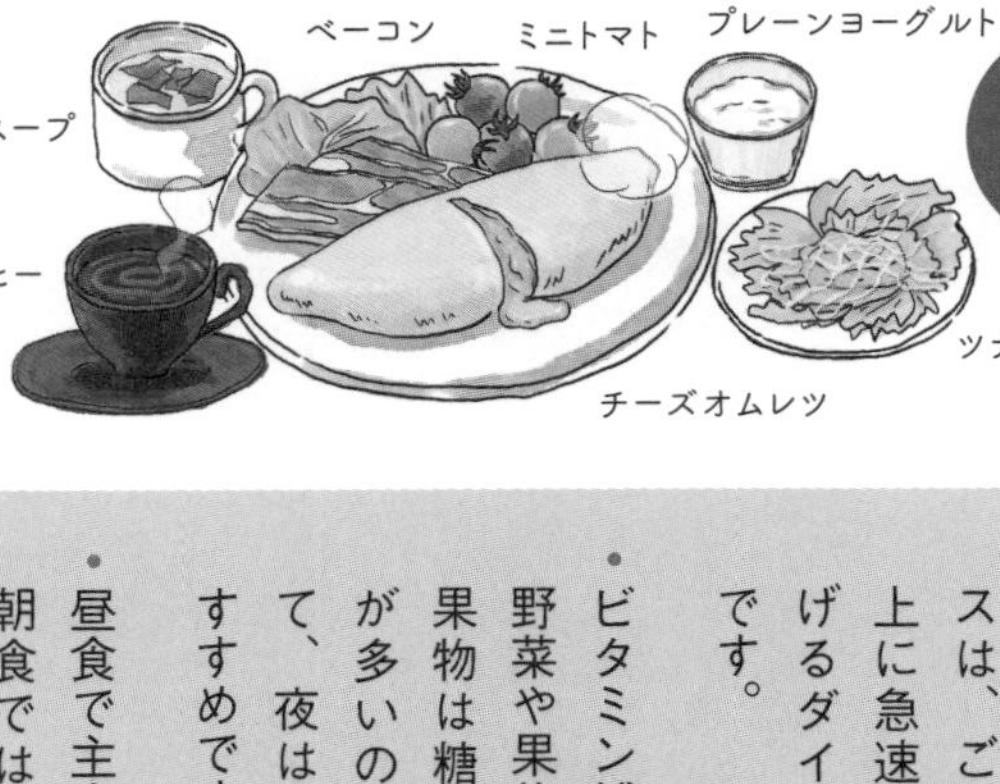
ベーコン
ミニトマト
プレーンヨーグルト
わかめスープ
糖質
11.9g
コーヒー
ツナサラダ
チーズオムレツ

・カップスープやジュースは、ごはんやパン以上に急速に血糖値を上げるダイエットの大敵です。

・ビタミン補給のために、野菜や果物を食べます。果物は糖質を含むものが多いので、朝に食べて、夜は控えるのがおすすめです。

・昼食で主食をとる人は、朝食では主食を抜きます。

ごはんや麺の一品料理を避けて、主菜や副菜をプラス

■太りやすい昼食

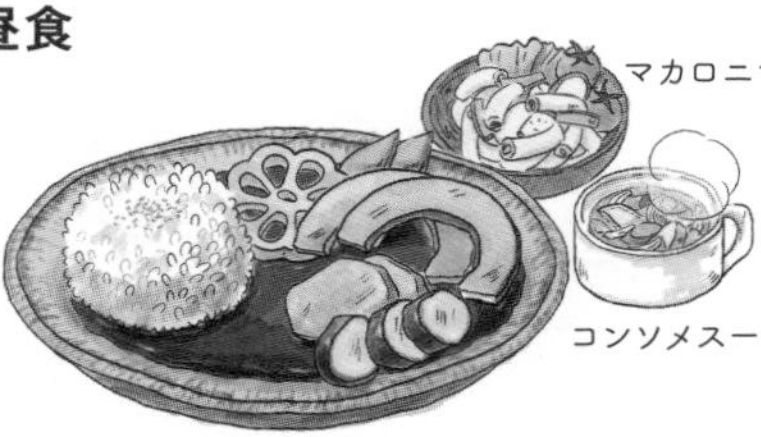
マカロニサラダ
野菜カレー
コンソメスープ

糖質 97.3g

主食の代わりに、おかずの品数を増やせば、糖質大幅カットで、満足感もアップ！

■健康的にやせる昼食1

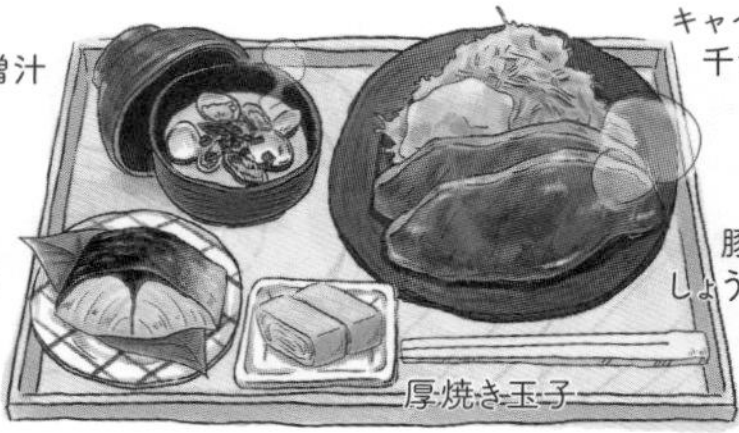
あさりの味噌汁
キャベツの千切り
サバの塩焼き
豚肉しょうが焼き
厚焼き玉子

糖質 11.3g

昼食のポイント

・カレー、丼もの、麺類などの一品料理を避け、単品を組み合わせます。

・たくさん食べたい人は、主食を抜く代わりに、主菜を2品にしてもOK。肉料理、魚料理、卵料理、豆腐料理などから主菜を2品選ぶのがよいでしょう。

■健康的にやせる昼食2

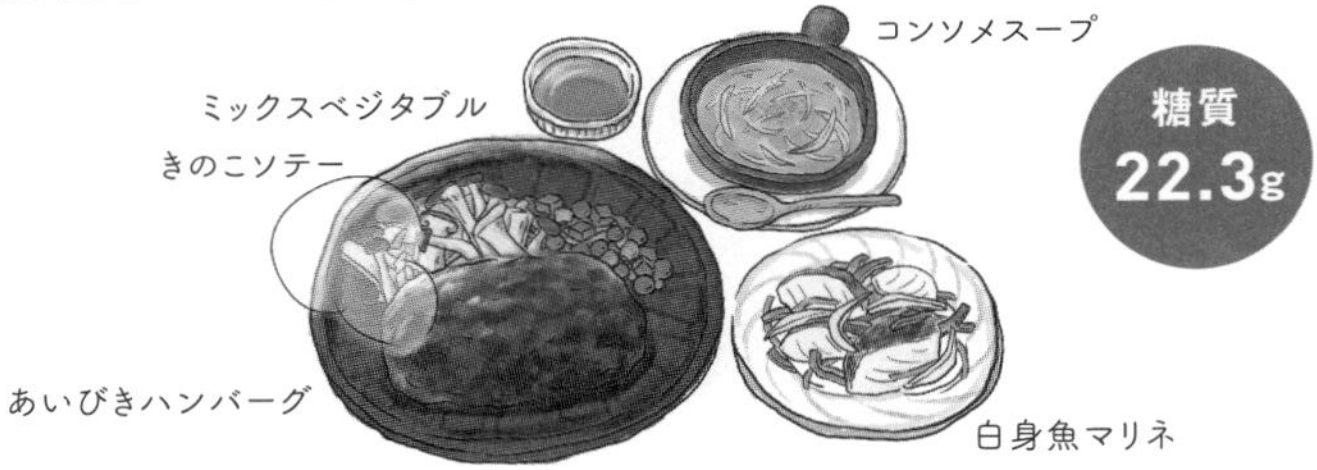
コンソメスープ
ミックスベジタブル
きのこソテー
あいびきハンバーグ
白身魚マリネ
糖質
22.3g

■健康的にやせる昼食3（主食あり）

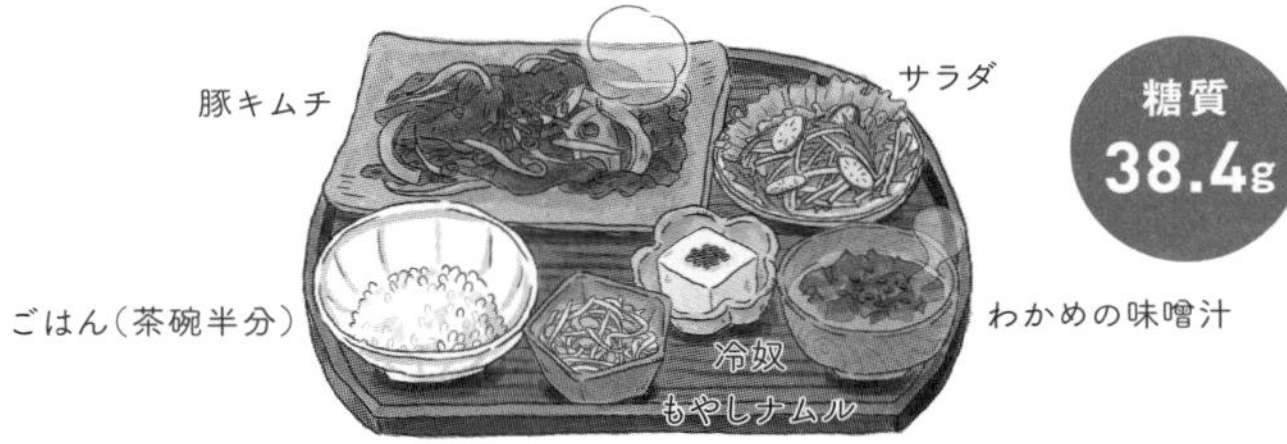
豚キムチ
サラダ
糖質
38.4g
ごはん（茶碗半分）
わかめの味噌汁
冷奴
もやしナムル

・早食いは厳禁。野菜から食べると満腹感が得られて、血糖値の上昇も穏やかになります。
・朝に主食を抜いた人は、昼食で主食をとります。ごはんは茶碗半分までにしましょう。
・外食よりも、お弁当やテイクアウトのお惣菜を活用すると、メニューを選択しやすいので糖質を抑えやすいでしょう。

夕食プラン

お酒を飲みながら、ゆっくりと食事を

■太りやすい夕食

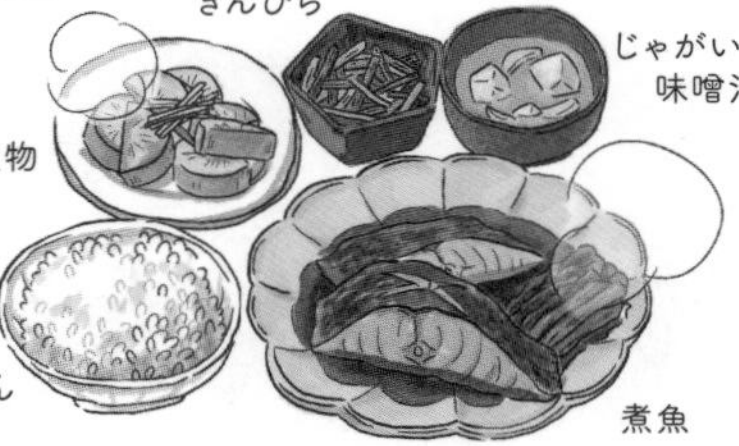

糖質 98.0g

糖質を約80gオフ!

■健康的にやせる夕食1

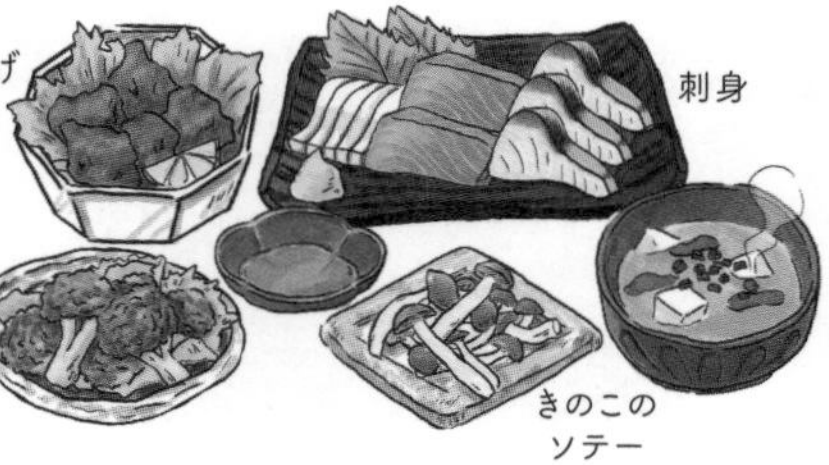

糖質 13.6g

夕食のポイント

・夕食後は活動しないので、もっとも意識して糖質を抑えます。ごはん、パン、麺類は控えます。

・和食の煮魚や煮物には、砂糖、みりんなどの調味料に多くの糖質が含まれるので要注意。

・にんじん、大根、いもなどの根菜類は糖質を多く含みます。葉もの

■健康的にやせる夕食2

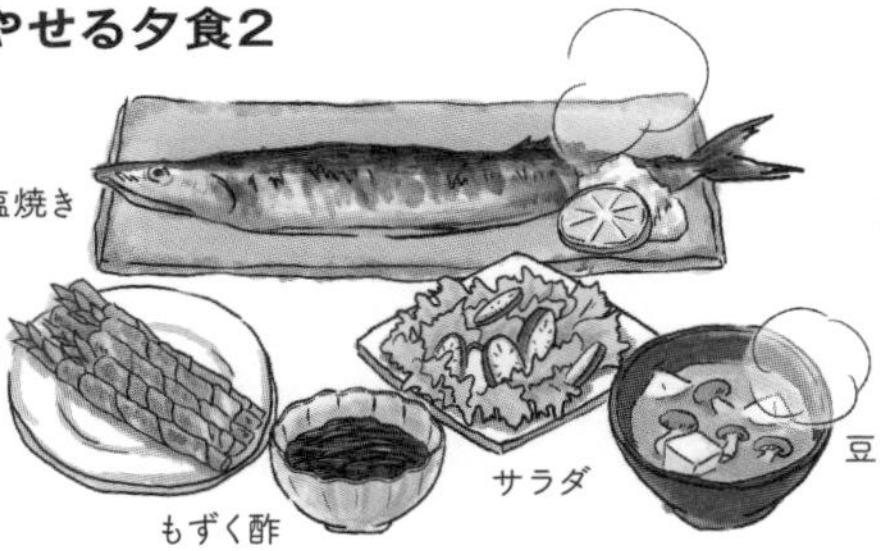
さんまの塩焼き
豚肉アスパラ巻き
もずく酢
サラダ
豆腐となめこの
味噌汁

糖質
12.6g

■糖質が少ないお酒

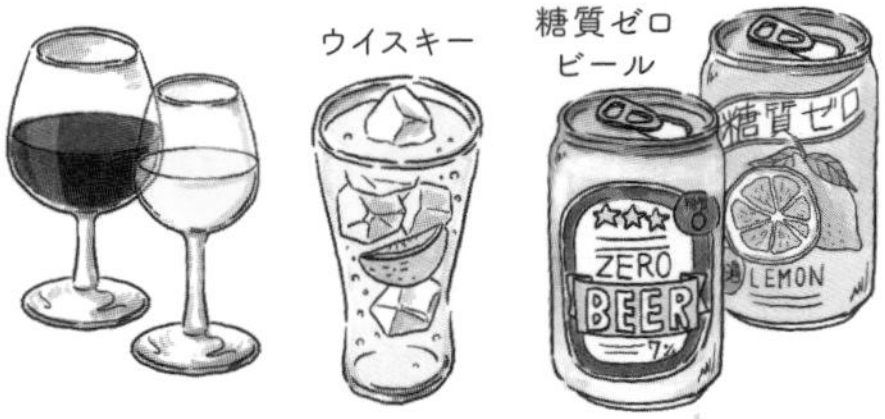
ワイン
ウイスキー
糖質ゼロ
ビール
焼酎
ZERO
BEER
糖質ゼロ
LEMON

野菜を多めに食べ、根菜に偏らないように。

・味付けには、だし、スパイス、塩こしょう、バター、酢を活用します。ケチャップやソースには、たくさんの糖質が溶けています。

・お酒が好きな人は、ワインや蒸留酒（焼酎・ウイスキー）を。ゆっくり食べることで食べ過ぎを防ぐことができます。

1日の糖質を60g以下に抑えた7日間の献立

水	火	月	
・食パン（8枚切り） ・チーズオムレツ ・ベーコン ・ツナとレタスのサラダ ・ミニトマト ▶ **糖質約26g**	・ごはん（茶碗半分） ・塩鮭焼き ・ゆで卵 ・納豆 ・グリーンサラダ ・わかめみそ汁 ▶ **糖質約33g**	・食パン（8枚切り） ・バター ・目玉焼き ・カマンベールチーズ ・ブロッコリーマヨネーズ和え ・いちご ▶ **糖質約25g**	**朝食** 炭水化物は朝に食べる
・アジフライ ・揚げ出し豆腐 ・グリーンサラダ ・オクラおかか和え ・白菜と油揚げのみそ汁 ▶ **糖質約21g**	・豚肉生姜焼き ・さばの塩焼き ・厚焼き玉子 ・キャベツ千切りサラダ ・あさりのみそ汁 ▶ **糖質約11g**	・鶏肉の唐揚げ ・野菜炒め ・ほうれん草の胡麻和え ・冷奴 ・しじみのみそ汁 ▶ **糖質約19g**	**昼食** 主食を抜いて主菜や副菜の品数を増やす
・牛肉みそ漬け焼き ・ぶり焼き魚 焼きぶりのおろしポン酢 ・枝豆 ・ブロッコリーのマヨネーズ和え ・豆腐となめこのみそ汁 ▶ **糖質約13g**	・鶏肉の唐揚げ ・刺身の盛り合わせ ・ブロッコリー・サラダ菜 ・きのこのソテー ・わかめのみそ汁 ▶ **糖質約14g**	・さんまの塩焼き ・豚肉アスパラ巻き ・グリーンサラダ ・もずく酢 ・豆腐となめこのみそ汁 ▶ **糖質約13g**	**夕食** 最も意識的に糖質をカット

『改訂版糖質量ハンドブック』（新星出版社）より作成

日	土	金	木
・クロワッサン ・スクランブルエッグ ・ベーコン ・グリーンサラダ ・プレーンヨーグルト **▶糖質約35g**	・ごはん(茶碗半分) ・あじの干物焼き ・ゆで卵 ・納豆 ・キャベツの浅漬け ・ほうれん草のみそ汁 **▶糖質約33g**	・チーズトースト ・ウインナーソテー ・目玉焼き ・グリーンサラダ ・プレーンヨーグルト **▶糖質約30g**	・ごはん(茶碗半分) ・さば塩焼き ・厚焼玉子 ・冷奴 ・ほうれん草おひたし ・なめこのみそ汁 **▶糖質約38g**
・ビーフステーキ ・アスパラガスのバター炒め ・ほうれん草ソテー ・水菜のサラダ ・オニオンスープ **▶糖質約6g**	・豚のキムチ炒め ・冷や奴 ・グリーンサラダ ・もやしのナムル ・わかめスープ **▶糖質約10g**	・チキン南蛮 ・きのこホイル焼き ・きゃべつ千切り ・わかめときゅうりの酢の物 ・大根と油揚げのみそ汁 **▶糖質約20g**	・レバニラ炒め ・塩鮭焼き ・なばなのおひたし ・ブロッコリーのマヨネーズあえ ・キャベツのみそ汁 **▶糖質約10g**
・寄せ鍋(白身魚・白菜・ねぎ・豆腐・しいたけ・しめじ) **▶糖質約10g**	・チキンソテー ・イカのマリネ ・生ハムサラダ ・モッツァレラチーズ ・オニオンスープ **▶糖質約13g**	・鮭のホイル焼き ・にらたま ・豆腐サラダ ・わかめスープ **▶糖質約7g**	・豚の冷しゃぶサラダ ・冷奴 ・きのこのソテー ・かき玉スープ **▶糖質約10g**

アクション4

体重は毎日同じ時間に量る

「太った予感がするので、今日は体重計に乗るのはやめておこう」

こういう人、結構いますね。しかし、このマインドこそリバウンドを呼び込むもとだと明言しておきます。都合の悪いことを見逃していれば、せっかく減ってきた体重も、どんどん増えてしまいます。

もし、嫌な予感の通りに体重が増えていたとしても、ちゃんと量っていればすぐに対応できるので大丈夫です。体重計に乗ることを怖がるほうがリスクは大きくなります。

減量中はもちろんのこと、目標体重に到達してからも、体重は毎日測定してください。ダイエット目的だけでなく、健康のためにも体重測定は必須です。これから生涯、続けていきましょう。

体重は、毎日、同じ条件で量ります。できれば、朝起きて排尿を済ませたら、パンツ一枚になって体重計に乗りましょう。そして、ノートなどに記録をつけましょう。

私自身、適度な糖質制限で理想体重をキープしていますが、朝の体重測定の結果によって、その日の食事内容を決めています。

朝の測定で理想体重より減っていれば、その日は炭水化物の量をやや多めに、逆に増えていれば、より厳しく制限するようにしています。

そうすることで、ちょっとの変動があっても、一日で簡単に理想体重に戻すことができるのです。

体重計は100g単位まで表示できるものを用意しましょう。なぜなら1日の体重変動は100~200g程度だからです。

記録をつけるのが面倒だという人は、体重計と連動して自動で記録をつけてくれる便利なアプリもいろいろあります。

それらを活用して体重管理に努めていきましょう。

「半年で15kgの減量に成功」Nさんのダイエット記録

本書の冒頭で紹介した私のアドバイスのもと牧田式ダイエットを行ったNさん（男性・40歳）の事例を紹介しましょう。

Nさんは、半年で15・8kgの減量に成功しました。

Nさんが、ネット記事の取材で私のクリニックを訪れたのが4月14日。フリーランス記者という仕事柄、生活は不規則で、ここ数年は体重のコントロールも難しくなっているようでした。

Nさんの身長は171cmですから、厚生労働省が適正体重とするBMI22で計算すると64・3kgが理想です。ところが、実際には82・3kgもありました。これは、BMI28・1に相当する立派な肥満症です。

当時のNさんは、糖質が肥満の原因だとは知りもせず食べ放題。深夜にポテトチップスやアイスクリームを多食するなど、「太って当たり前」の日々を送っていました。

糖質依存症の人にありがちな要素はどれも持っていて、これまた立派な中毒状態に陥っていました。108ページの「糖質中毒度チェック」のすべての項目に「はい」と答えたのです。このチェックで「中毒ではない」と判断できるのは、該当項目が2つ以下の場合だけです。

また、自分でベルトを使って測定した腹囲は97cmと、メタボの基準（男性85cm）を大きく上回っていました。

ところが、牧田式ダイエットを開始して、半年後の10月13日には66・5kgまで減量できたのです。

171cmで66・5kgだとBMIは22・7。ほぼ理想値となり、その後も適度な糖質制限で体重を維持しています。

なお、以前は疲れやすく、風邪を引きやすかったのが、減量に伴い体調も好転したとのことでした。

「肌の色艶が良くなった」「輪郭まですっきりした」「ダンディな印象になった」など周囲の評判も上々のようです。

糖質中毒度チェック

1	朝食をしっかり食べたのに、 昼食前に空腹感をおぼえる	はい・いいえ
2	ジャンクフードや甘い物を 食べ始めると止めるのが難しい	はい・いいえ
3	食後もときどき満足感を感じない ことがある	はい・いいえ
4	食べ物を見たり、匂いをかいだら、 食べたくなる	はい・いいえ
5	おなかがすいていないのに、 夜食べたくなることがある	はい・いいえ
6	どうしても夜食を食べたくなる	はい・いいえ
7	食べ過ぎたあと、 何かだるい感じがする	はい・いいえ
8	昼食後、何となく疲れや空腹感を 感じる	はい・いいえ
9	おなかがいっぱいなのに 食べ続けてしまうことがある	はい・いいえ
10	ダイエットして、リバウンドした ことがある	はい・いいえ

あなたの「はい」はいくつありましたか？

・0〜2個⇨中毒ではない　・3〜4個⇨軽い中毒
・5〜7個⇨中程度の中毒　・8〜10個⇨ひどい中毒

牧田理論を目で見て確認

最初に私は、「血糖値が上昇すれば肥満に繋がる」ということと、「基本的に血糖値は70~140の間に位置するのが理想である」ことを説明した上で、Nさんに「リブレ」という自己血糖値測定器を装着してもらいました。

そして、「まずは、いろいろ試してみてください」とお願いしました。

Nさんは、まだ完全には納得していなかったらしい、牧田式ダイエットの次のポイントについての検証から始めました。

1　太る（血糖値を上げる）のは炭水化物であってカロリーではない

2　同じ炭水化物を食べるのでも、食べ方次第で変わる

これらのことを確認するために、チェーンのイタリア料理店で、2日続けて同じランチ（ミートソースパスタセット）を同じ時間に食べ、血糖値の変化を見てみました。

ただし、1日目は「やってはいけないバージョン」で、2日目は「少しはましなバージョン」で食べてみました。

ちなみに、この店のランチは、粉チーズとオリーブオイルが使い放題だそうです。

【1日目】ミートソースパスタ、サラダ、フォカッチャ、コンソメスープ。

炭水化物であるパスタとフォカッチャから食べ、サラダは後回しにした。粉チーズやオリーブオイルは使わなかった。

血糖値「13時（食前）91」→「14時（食後）159」→「15時115」

【2日目】ミートソースパスタ、サラダ、フォカッチャ、コンソメスープ、追加注文したホウレンソウソテー。

サラダとホウレンソウソテーを先に食べ、最後にパスタとフォカッチャを食べた。パスタとフォカッチャには粉チーズとオリーブオイルをたっぷりかけ、コンソメスープにもオリーブオイルを入れた。

血糖値「13時（食前）122」→「14時（食後）145」→「15時130」

明らかに2日目のほうが摂取カロリーは高いにもかかわらず、血糖値の上昇が穏やかになっています。2日目は、そもそも食前の血糖値が高めなところからスタートしていることを考えれば、なお、その傾向が理解できるでしょう。

一方で、1日目は14時から15時への血糖値降下も急激で、Nさんは「ランチ後にひどい睡魔に襲われた」と述べています。2日目には、睡魔は起きなかったそうです。

実感！「糖質を減らせばやせる」

血糖値が上がらない食事を心がけることで体重が落ち始めたことから、牧田式ダイエットを続けることに乗り気になってくれたのか、Nさんはより意欲的にいろいろな食べ物と血糖値の関係を調べ、次のような報告を上げてくれました。

・焼肉ランチのご飯を食べたら、血糖値がいきなり185まで上がった。たいした量ではないと油断したのがいけなかった。

・餃子を12個食べたら血糖値は164に上がった。12個も食べれば、炭水化物である皮の総量が小ラーメンの麺に相当するくらいあるのが原因だろう。

・油がぎっとり浮いたラーメンのスープ自体は、全部飲み干しても血糖値は上がらなかった（筆者注　塩分の摂り過ぎになるのでNGです）。

また、酒席に参加することも多いNさんは、アルコールについても、実際に飲んでみては血糖値の変化を確認しました。

・大手メーカーのビール３５０㎖を飲むと、血糖値が１４０を超えて上昇した。
・糖質ゼロビールの場合、３５０㎖を飲んでも血糖値に変化はなかった。
・ウイスキーハイボールや焼酎は、量に関係なく血糖値に変化はなかった。

これらは確かなことで、ウイスキーや焼酎などの蒸留酒は血糖値を上げません。一方で、ビール（糖質ゼロタイプを除く）、日本酒、ワインといった醸造酒には糖質が含まれます。

ただし、ワインに含まれる糖質はビールよりはるかに少ないのと、白ワインにダイエット効果が認められるというドイツの論文もあることから、私は、ワインについてはＯＫとし、ビールや日本酒を控えるようにアドバイスしています。

料理下手の男性でもラクラクの方法

こうして、目で確かめながら「血糖値が上がりにくい食事（＝炭水化物が少ない食事）」を心がけているうちに、Nさんの体重は確実に減っていきました。

料理が得意でないNさんにそれができたのも、市販の食材や外食について「低糖質メニュー」を上手に利用してきたからでしょう。

以下、Nさんが実践してきた内容を列挙してみます。

・スーパーやコンビニの惣菜を活用し、おかずを多く食べるようにした。
・豆腐を毎日食べた。味付けに刻みニラやラー油などを活用し、美味しく食べた。
・納豆とメカブを混ぜるだけで立派なつまみになる。納豆とオクラならさらによし。
・キャベツともやし、鶏肉をフライパンで蒸し焼きにするという簡単料理をつくった。
・小腹が空いたときのために、無塩のナッツを常備していた。
・チョコレートは「ブラック」という名称に頼らず、カカオ成分が多いものを数字で確認して食べた。
・旅先のホテルのブッフェでは、おかずを中心にお腹いっぱい食べた。
・居酒屋でおでんを注文するときに、「ちくわぶを抜いてね」と頼んでみた。
・焼き肉屋で、甘いタレがついた肉をレモン汁に浸して糖質カットしてから焼いた。
・カレーショップで、ご飯の代わりにカリフラワーを用いた低糖質カレーを選んだ。
・麺の代わりにコンニャク麺を用いた担々麺、豆腐一丁を入れた豚骨ラーメンなどを積極的に試した。
・牛丼店や天ぷら店でも、ご飯の代わりに豆腐を頼めるサービスを活用した。

停滞期を乗り切る

半年で、ほぼ目標体重まで落とすことができたNさんですが、途中で停滞期も経験しています。

4月14日にスタートして、12日後にはすでに7kgほど減り74・9kgに。ベルトの穴が1つ縮み、体が軽くなっただけでなく頭が冴えている感じを得ています。

しかし、同じように生活しているにもかかわらず、その後78・0kgまで戻ってしまいました。

これは誰にでも起きる現象で、体がやせ始めると、今度はそれを止めようとする働きによって基礎代謝が落ち、一時的に体重が落ちにくくなるのです。

私は「気にせずに続けていれば、またやせてきますよ」とNさんを励ましました。

こういうときには、運動を加えることで体重が減りやすくなるので、Nさんには、早足で歩くとか食後にスクワットなどの筋トレなど軽い運動をすすめました。

このように、ときどき「減りにくい時期」があったものの、Nさんは半年のダイエットを続け、見事に成功しました。

その成功要因についてNさんは、「節制しつつも空腹を我慢することなく、美味しくいろいろ食べられた」「アルコールOKなので、つきあいを断らないで済んだ」ことなどを挙げています。

今では食の嗜好が変わり、運動習慣が身につき、健康意識が高まったということですから、Nさんはすっかり糖質依存症を克服したと言っていいでしょう。

ダイエットが続かない人へ

——糖質制限を続けるためのアドバイス

【ダイエットを続けるための考え方】

・やせたらどんな良いことが起きるかについて、あれこれ想像しましょう。

・「絶対にやせる」と誓いを立て、それを紙に書いて貼っておきましょう。

・家族、友人、知人にダイエットを始めたことを宣言しましょう。

・「やせるのは簡単ではない」と自覚しておきましょう。ダイエットは糖質依存症の治療であり、単純に「一時的に食事量を減らせばＯＫ」というものではありません。

・急激にやせることを望まないでください。長期戦に持ち込んだほうがリバウンドせず、結局成功への近道なのです。１カ月に１kgでも、10カ月で10kgになることを忘れないでください。

・糖質制限を行えない日があってもいいと考えましょう。できなかった自分を責めることはやめましょう。また再開すればなんの問題もありません。

・味覚を正しく変えましょう。糖質中毒を抜ければ、甘いものではなく、野菜など植物性食品の美味しさを感じる舌になっていきます。

【食品の選び方】

・「1日の糖質摂取量60g」がどういう食生活なのか、理解し自分のものにしましょう。糖質量の把握能力を高めるには、本やネットの情報も大いに活用しましょう。

・食事は自炊がベストです。そのときに、糖質オフのレシピを参考にすることで「1日60g以下」が確実に実行できます。

・自炊が難しいときには、市販の低糖質食品を活用しましょう。外食でも、糖質オフメニューを扱っているところを上手に利用しましょう。

・コンビニでの食品購入を減らしましょう。買うときには、低糖質のものを選び、含有量（炭水化物や糖質）の表示をチェックしましょう。

・清涼飲料水、ジュース、糖質入りの缶コーヒーなどはきっぱりやめましょう。

・ご飯やパン、麺類を徹底して減らしましょう。会食などで食べてしまったら、その後なるべくすぐに20分歩くか、筋トレやスクワットをしましょう。

・食事会のときにはアルコールを飲みながらゆっくりと食べましょう。一番のおすすめは白ワイン。次いで赤ワイン、焼酎やウイスキーの水割りもいいでしょう。

【料理の工夫】

・料理を覚えましょう。「料理できない＝糖質を把握できない＝やせられない」という図式が成り立ちます。
・週末などに、低糖質の惣菜を作り置きしておくと便利です。弁当にも活用できます。
・野菜、海藻、豆類、きのこ、ナッツなどの植物性食品をたくさん使いましょう。ファイトケミカルという成分が免疫力を高めダイエットの手助けをしてくれます。ただし、ジャガイモなどイモ類とカボチャは糖質が多いので避けましょう。
・肉、魚、貝類、甲殻類はＯＫです。でも、加工品は製造過程で糖質が含まれる可能性があり、また添加物も心配なので多食しないでください。
・麺類が好きな人は、麺の代わりにしらたきを活用しましょう。しらたきは、糖質はほぼゼロで食物繊維が豊富です。
・オリーブオイル、塩コショウ、マヨネーズ、スパイスなど糖質の少ない調味料を使いましょう。（調味料の選び方は１４７ページへ）

・同じものばかり食べるのは、栄養が偏るのでNGです。糖質制限しながらも、なるべくいろいろなものを食べましょう。

【毎日の習慣】

・目標を達成するまで、甘い菓子やスナックなどはすべてやめましょう。間食したくなったら、カカオ成分70%以上のビターチョコレートやナッツを食べ、温かいお茶やブラックコーヒーを口にしましょう。

・毎日水をたくさん飲みましょう。

・身の周りから、糖質の多い食品を遠ざけましょう。お菓子やインスタントラーメンのコマーシャルが流れたら、テレビのチャンネルを変えましょう。

・毎日、体重を量りましょう。その増減と前日の食事を照らし合わせ、増えてしまった原因となる糖質がなにに含まれていたかを検討しましょう。

・座ったままでいるのをやめましょう。デスクワークでも1〜2時間ごとに机から離れて体を動かしましょう。

・軽い運動を継続しましょう。ハードな運動は必要ありません。「ちょこちょこ1日3回食直後に動く」を目指しましょう。

第 3 章

もう絶対にリバウンドしない！理想の体型を維持する習慣術

糖質を見分ける目を持つ

これまで規制の緩かった日本の食品表示制度ですが、2015年に制定された新しい食品表示法の施行猶予期間が過ぎ、アメリカ以上に厳しくなりました。

そこでは、アレルギー成分の明記などとともに、一般的な加工食品について「栄養成分表示」が義務づけられています。

具体的には、熱量・タンパク質量・脂質量・炭水化物量・食塩相当量の5つが表示されるようになり、糖質含有量が把握しやすくなりました。

たとえば、コンビニで売られているおにぎりを2つ、チェックしてみた結果が以下の通りです。

- おにぎりA（昆布）：熱量176kcal、タンパク質3・5g、脂質1・1g、炭水化物

38・0g、Na470mg

・おにぎりB（鮭）：熱量217kcal、タンパク質6・0g、脂質1・9g、炭水化物44・0g、Na540mg

もちろん、店やおにぎりの種類によって変化はありますが、だいたい1個で40gほどの糖質（炭水化物）を摂ってしまうのがわかるでしょう。

お菓子も見てみましょう。コンビニでも売られている有名なビスケット「オレオ」の場合、1袋2枚入りで、熱量170kcal、タンパク質1・2g、脂質5・0g、炭水化物14・7g、Na17mgです。

健康なイメージの野菜ジュースも、200mlで14～19gの糖質が入っています。ぜひ自分の目で確かめてください。オレオ1枚よりもずっと多い糖質が含まれているのです。

使われている原材料名のみが記されているソース類などもチェックしてみてください。ホワイトソースやデミグラスソース、カレールーなどとろみのあるものは、必ず小麦粉が使われていますし、甘くなくても砂糖が入っています。

また、デンプン、果糖ブドウ糖液糖なども、全部あなたを太らせる糖質です。

食品を買う前に栄養成分表示をチェックする

品名：乾燥スープ（ポタージュ）

原材料名：スイートコーン、でん粉、砂糖、クリーミングパウダー、デキストリン、食用加工油脂、食塩、乳糖、全粉乳、オニオン、チーズ、じゃがいも、コーンバターパウダー、バターソテーオニオンパウダー、濃縮ホエイ、乳たん白チキンエキス、酵母エキス、香辛料、うきみ（クルトン）/ 調味料（アミノ酸等）、膨張剤、（一部に小麦・乳成分・大豆・鶏肉を含む）

原材料は、量の多い順に並んでいます。上の方に糖質が多く含まれている材料がないか、注意してチェックしてみましょう。

栄養成分表示（100g当たり）

エネルギー	200kcal
たんぱく質	11.7g
脂質	5.5g
炭水化物	24.6g
食塩相当量	11.4g

炭水化物が糖質量です。食物繊維の表記がある際は、炭水化物から食物繊維を引いた量が糖質量となります。

コンビニ食での糖質カット法

忙しい現代人にとって、コンビニはもはやライフラインの一部と言えます。

ただ、そこに陳列されているのは、多くが加工食品です。食品メーカーは原材料を加工する段階で、さまざまな製品に糖質を加えます。

もちろん、悪意でやっているのではなく、それによって美味しくなるからです。だから、**消費者としては、買うものをしっかり選別していく目を持たないと、必然的に糖質漬けになってしまいます**。

まず、飲料コーナーでは、ミネラルウォーターか砂糖の入っていない炭酸水を手に取るようにし、ほかの飲み物はすべてスルーするくらいに割り切りましょう。

野菜ジュースが健康にいいという発想は捨てましょう。

エナジードリンクやプロテインなども、「体にいいもの」と思って愛飲している人が増えていますが、エナジードリンクは糖質の塊であり、プロテインはタンパク質摂取過多に陥り腎臓を悪くします。どちらも飲む必要などまったくないどころか、飲んではいけないものなのです。

弁当コーナーの弁当類は、すべて炭水化物量が多いので避け、具だくさんのサンドイッチを選ぶといいでしょう。菓子パン（惣菜パン）はＮＧ。おにぎりも糖質が多いのでおすすめできません。菓子パンよりはましな程度です。

弁当類を外して炭水化物を減らした分、惣菜コーナーでサラダ、卵焼き、焼き魚、焼き鳥など、糖質の少ないおかずを買い足しましょう。おでん、フライドチキン、ゆで卵、サラダチキン、豆腐なども上手に利用してください。

インスタント食品では、味噌汁はＯＫですが、ポタージュなどとろみのつくスープは炭水化物が多いので避けましょう。言うまでもなく、カップ麺は食べてはいけません。

お菓子コーナーには立ち寄らないクセをつけてください。甘いお菓子はもちろん、塩辛いスナック菓子も原材料は小麦粉やイモ類で、太るものばかりです。

コンビニ　お惣菜コーナーを賢く活用する

×

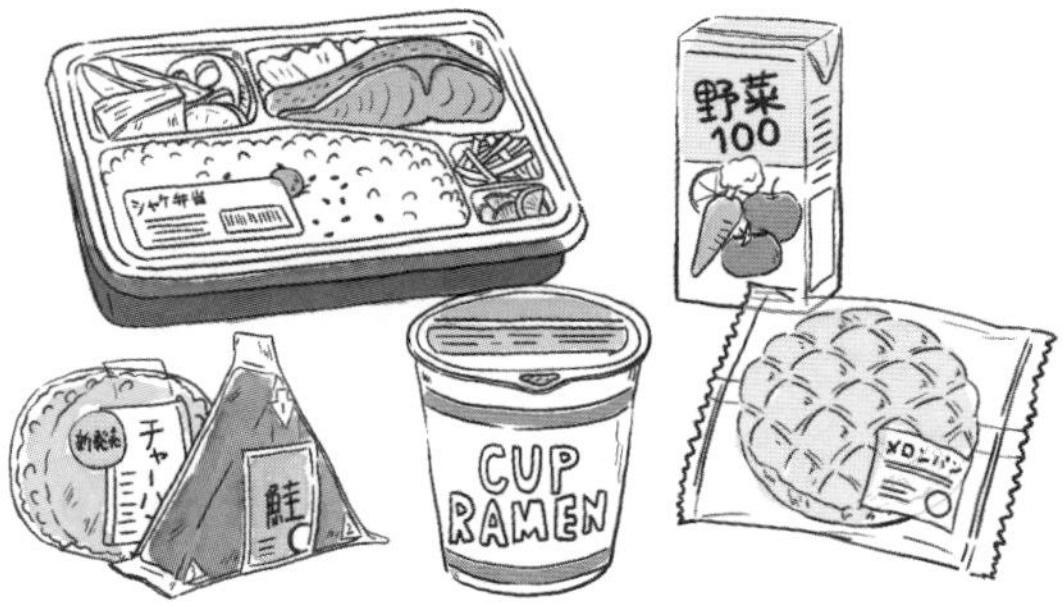

○

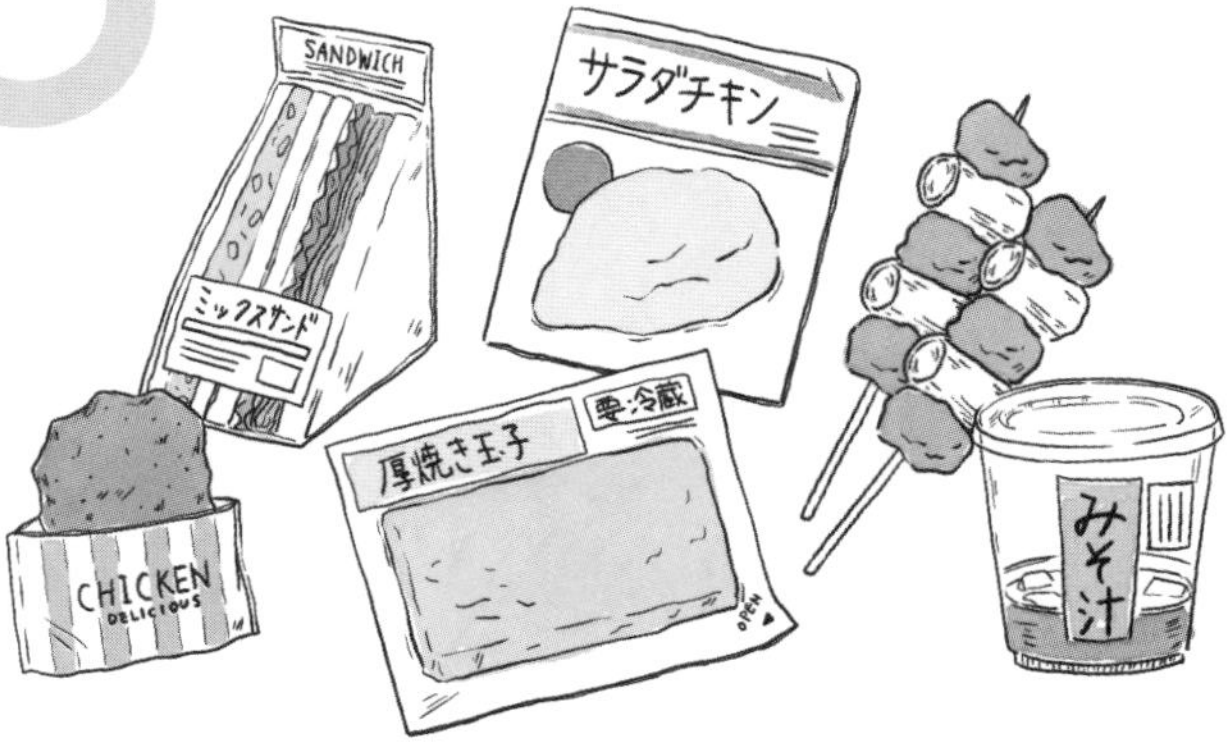

居酒屋での糖質カット法

居酒屋メニューは、上手に選ぶと糖質摂取量を低く抑えられます。

まず、飲み物ですが、ビール、日本酒、梅酒など甘い果実酒は糖質が多いので、せいぜい1杯に留めましょう。

焼酎やウイスキーなどの蒸留酒、ワインがおすすめです。焼酎を用いたサワーでも、甘い味付けのものは糖質が入っていますので、レモンサワーなどにしましょう。

おつまみは、刺身、焼き鳥（できればタレでなく塩）、枝豆、チーズ、冷や奴や湯豆腐、野菜のおひたし類なら、気にせず食べてOKです。

逆に、**注文しないで欲しいのが、フライドポテト、じゃがバター、マカロニサラダ、ポテトサラダ、ピザなどイモや小麦粉を使ったものです。もちろん、焼きうどんやおにぎりもダメです。**

煮込みなど煮物も避けたほうがいいでしょう。素材自体に問題はなくとも、煮物にはかなりの砂糖が使われています。

鍋はおすすめですが、締めの麺や雑炊は残してください。

なお、飲食の場では、アルコールだけでなく水もたくさん飲んでください。それによって、血中アルコール濃度が低くなり悪酔いしないし、血中ブドウ糖濃度も下がり、太りにくくなります。

お酒を飲んで楽しく過ごす時間は、ストレス解消にもってこいですね。私も夕食時には白ワインを飲んでいます。

ただ、ダイエットにとっての大敵は、酔って気が大きくなってしまうこと。

「まあ、今日だけはいいや。締めのラーメンも食べちゃおう」などということにならないようしてください。

居酒屋　イモ類を避けて、お酒はワインやサワーを

×

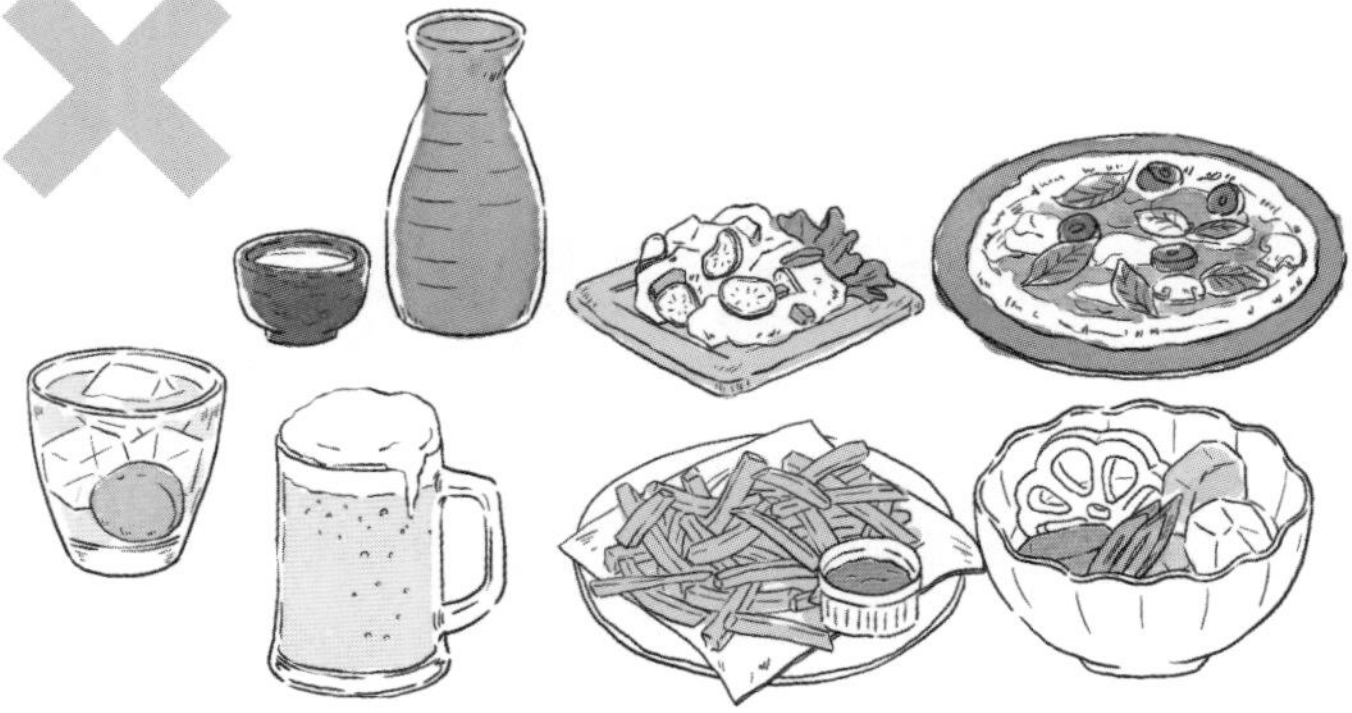

○

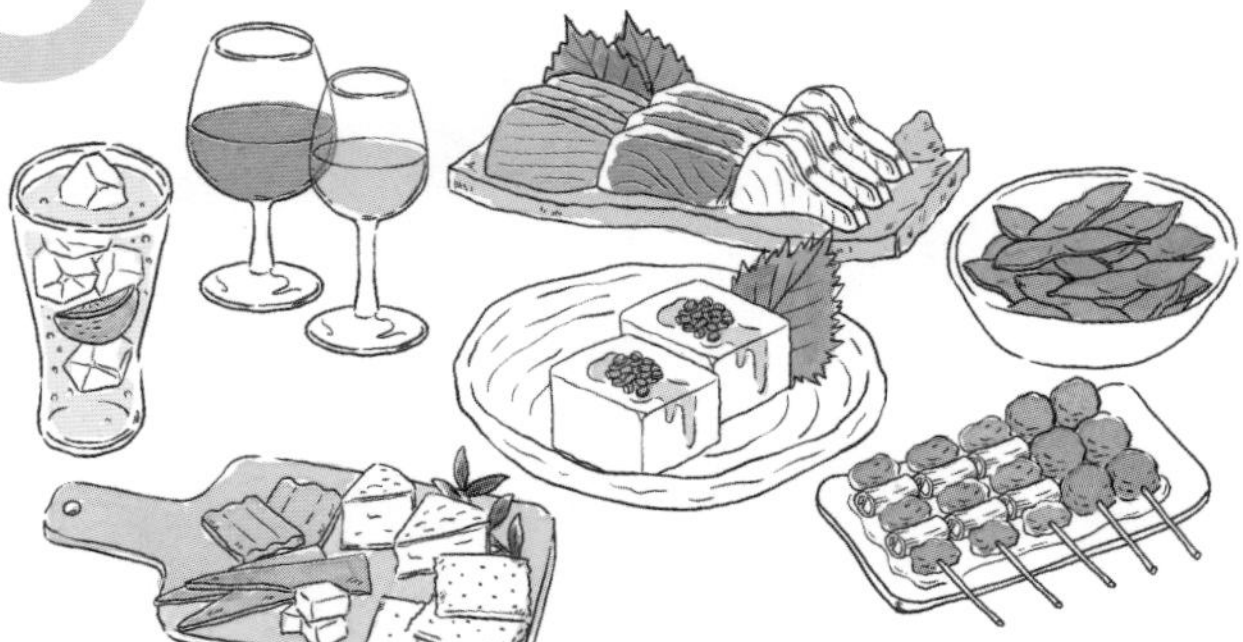

ファストフードの糖質制限メニューを賢く利用

健康志向の高い人たちを中心に糖質制限が注目されるようになり、外食チェーンでも低糖質メニューを提供するようになりました。

たとえば、あるファミリーレストランでは、麺類やセットメニューのパンを低糖質のものに換えられるサービスを実施しています。

シャリ半分、あるいはシャリなしのリクエストに応えてくれる寿司店もあれば、ご飯を減らし、カリフラワーで代用してくれるカレー専門店もあります。

いわゆるファストフード店でも、ご飯を豆腐に換えた牛丼、バンズをレタスに換えたハンバーガーなど、多くが工夫を凝らしています。

テイクアウトの弁当店で、ごはんの代わりにブロッコリーを詰めてくれるところも出てきました。

「外食が多いから糖質制限ができない」と諦めず、こうしたものを上手に利用するといいでしょう。

なお、ハンバーガーショップの定番フライドポテトは、炭水化物のジャガイモを良質とは言いがたい油で揚げており、ダイエットのためはもちろん、健康のためにも食べてはいけないものの筆頭です。

食べるなら、ポテトではなくチキンのフライを選びましょう。セットで頼むドリンクも、清涼飲料水やジュースはやめて、ウーロン茶と決めてしまいましょう。

忙しいときのランチに、立ち食いそば店やうどん専門店を利用してきた人も多いでしょう。でも、ダイエットをすると決めたなら足を向けるのはやめましょう。

そばやうどん自体が糖質の塊であることに加え、こうした店ではどうしてもささっと済ませる早食いになります。炭水化物の早食いは血糖値を急上昇させ、同じ量を食べてもより太る結果となります。

ファストフード　低糖質メニューを利用する

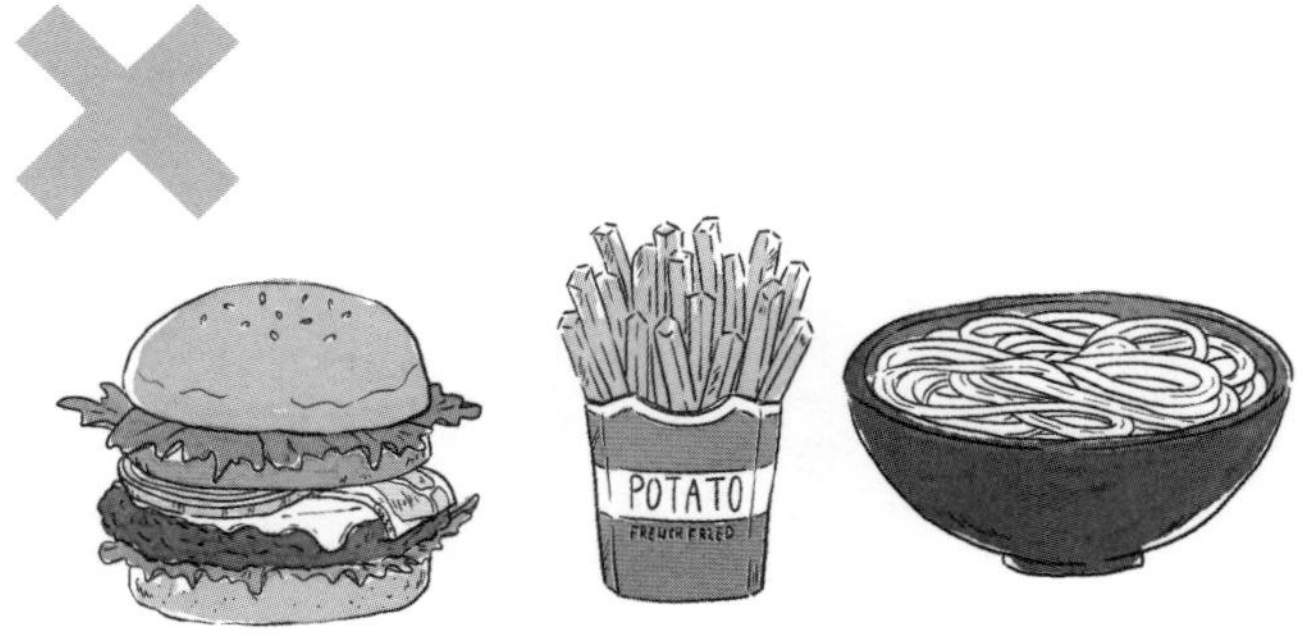

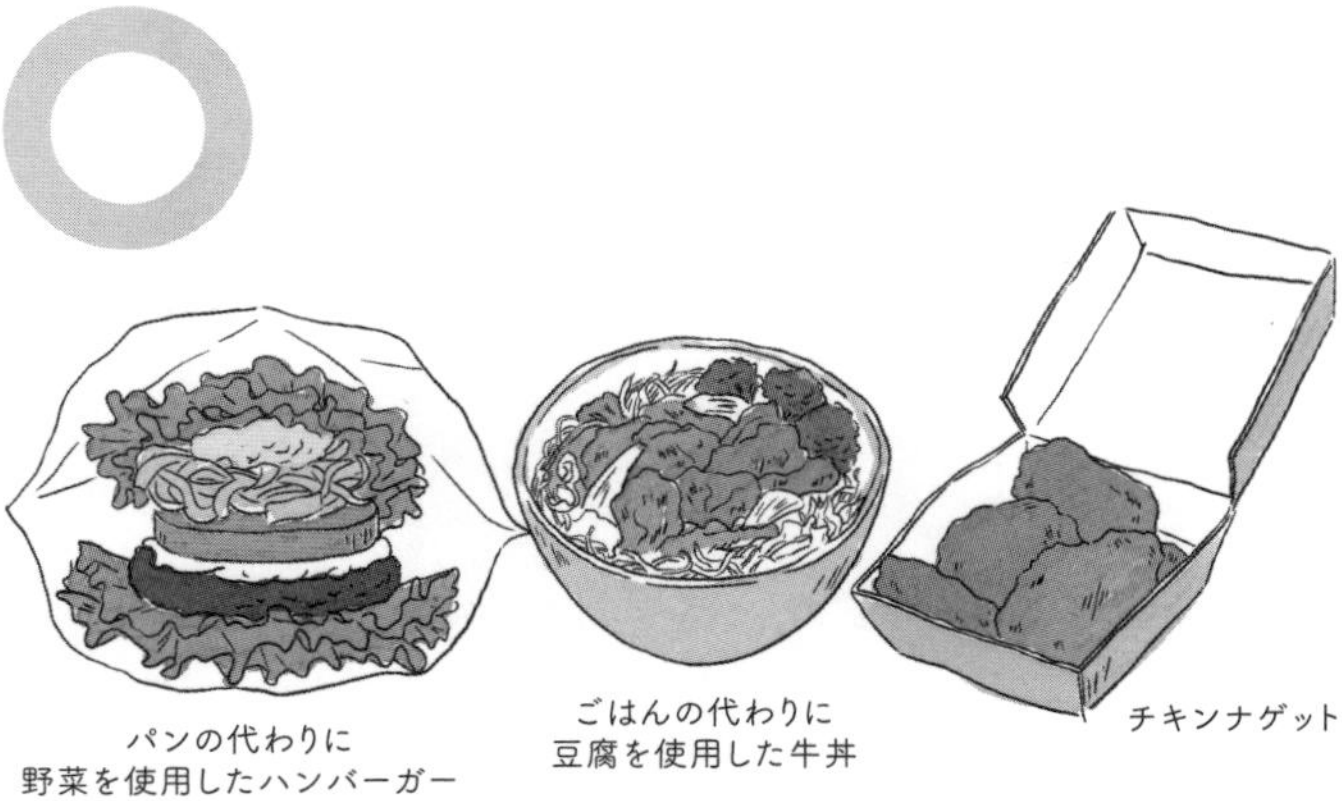

パンの代わりに
野菜を使用したハンバーガー

ごはんの代わりに
豆腐を使用した牛丼

チキンナゲット

2週間後に体重が減らなくなるワケ

1日の糖質摂取量を60g以下に抑えることができれば順調に体重は落ちていきますが、2週間もすると減らない時期がやってきます。

私たちの体はブドウ糖をエネルギーとして命を繋いでおり、そのブドウ糖が入ってこなくなることで、体は一時的に「省エネモード」になります。そのため、同じように生活していても脂肪まで使われず体重が落ちなくなるのです。

でも、それも長くは続きません。その後また、順調に減っていきますから、気にしないで続けてください。

順調に減っては踊り場で停滞、また順調に減っては踊り場で停滞……というのを繰り返していることこそ、正しいダイエットができている証拠だと思っていてください。

「同じようにやっているのに、なぜ減らない？」とやけを起こしてはいけません。

目標体重をクリアした後の体重管理法

ダイエットの成功は「目標体重まで落とすこと」ではありません。「落とした目標体重を維持すること」です。

前者を成功と位置づけていると、達成と同時に気が抜けてリバウンドします。

目標体重の維持にはセルフコントロールが必要で、その方法を身につけたときに、あなたは肥満に悩む日々から本当に解放されます。

目標体重をクリアしても、絶対にやめてはいけないのが体重測定です。これまでと同じように毎日、体重計に乗ってください。

そして、目標体重よりも減ったら好きな炭水化物を摂ってOKです。ただし、たくさん摂ってしまうと、すぐに体重は増えます。そうしたら、また厳しく60g以下に制限して体重を落としましょう。

なお、糖質摂取量を1日120gまでに抑えておけば、体重はそれ以上減りはしないけれど増えもしません。120gの糖質は熱量にして480kcalに相当します。これくらいの熱量は、運動せずとも普通に暮らしていれば消費するからです。

目標体重を維持するためには、「即調整」がコツです。ちょっとでも増えたらすぐに炭水化物を減らし調整すれば、ほとんど苦労はありません。

一方で、**体重測定をさぼったり、増えているのに「まあ、まだいいや」と見逃してしまえば、あっという間に体重が増えてしまいます。**

すると、再び頑張るのが嫌になり、リバウンドまっしぐら。

自分をそんな辛い目に遭わせないために、「毎日体重測定、そして調整」を日課としましょう。

体重が戻っても気にしないでまたやり直す

ダイエットに励む人たちを見ていて、いつも残念に思うのが、ちょっとした失敗で放り出してしまう事例が多いことです。

ある40代の女性は、62kgあった体重を3カ月の糖質制限で58kgに落としました。目標体重は52kgなのでまだ先は長いですし、途中で体重が落ちない踊り場があるはずですが、上出来のスタートです。

ところが、彼女はどうしても好きなケーキを我慢できなくなり、3日ほど連続して爆食いしてしまいました。そして、あっという間に61kgまで戻ってしまいました。

やっかいな糖質依存症が治っていないと、こうしたことは起きがちです。

でも、もともと62kgあったのですから、61kgに戻ったとしてもどうということはありません。また、やり直せばいいだけです。

しかし、ここで挫折感に襲われ、「もういいや」となってしまう人が多いのです。彼らは、これまでの自分の努力を台無しにするとわかっていながら、以前よりさらに多くの糖質を摂取し、どんどん太っていきます。

体重が戻ってしまったときには、どうか落ち着いて考えてください。その地点で留まればまったく問題はありません。そこから、もう一度やり直しましょう。

やけになって、最初の地点よりもさらに太るということだけは避けましょう。

ダイエットは、自分の脳との闘いです。こちらが一枚上手になって、「その手には乗らないよ」と脳に言い聞かせてください。

ゆっくり食べるほど太らない

炭水化物を食べると、分解されたブドウ糖が血中に溢れ血糖値が上がります。

血糖値が上がり過ぎれば昏倒するなど命に関わりますから、それを抑え込むためにインスリンが分泌されます。しかし、グリコーゲンとして肝臓や筋肉に貯蔵できるブドウ糖量は限られており、多くが脂肪に形を変え、脂肪細胞に取り込まれていきます。これが太るメカニズムでしたね。

このとき、血糖値の上がり幅が大きいほど、インスリンの分泌量も増え、人は太ってしまいます。

とくに、「急激に」血糖値が上がれば、インスリンも大慌てで大量に分泌されます。だから、そういう食べ方をやめることが重要です。

同じ１杯のラーメンを食べるとき、３分でかき込んでしまえば、急激に血中にブドウ糖が増え、血糖値がドカンと上がります。そして、それに対応するために大量のインスリンが分泌されます。

大量のインスリンが溢れるブドウ糖をどんどん処理していれば、とうていグリコーゲンの容量では足りず、脂肪に変えて細胞に溜め込みます。

でも、**ゆっくり時間をかけていれば、血糖値の上昇度合いが緩やかになり、結果的に脂肪として溜め込まれる量が減るのです**。

もちろん、「ゆっくり時間をかければラーメンを食べてもいい」と言いたいのではありません。「食事を短時間でかき込めば、より太りやすい」ということです。

また、早食いは大食いを呼びます。

私たちは、咀嚼することで脳の満腹中枢に「十分に食べました」という信号を送ります。しかし、急いで食べればなかなかその信号が届かず満足感が得られないため、必要以上の量を食べてしまうのです。

これまで早食いだった人は、これを機に太りにくい食べ方に変えましょう。

ドカ食いの人ほどお腹が空きやすい

糖質をエネルギー源に生きている私たちは、炭水化物を食べると幸せを感じるようにできています。だから多くの人は、その幸福感が欲しくて食べてしまいます。

しかし、重度の糖質依存症になると、幸せを感じるためというよりも「食べないでいると気分が優れず、その不快さから逃れるために」食べるようになります。

ドカ食いは、こうした重度の糖質依存症に陥る一因です。

大盛りご飯など、大量の炭水化物を短時間で食べれば、急激に血糖値が上がります。

急激に上がった血糖値を処理するために、大量のインスリンが分泌され、それによってより太りやすくなるのは、これまで何度も述べてきた通りです。

加えて、大量のインスリンの働きによって、大きく上昇した血糖値は今度は急激に下がります。

血糖値は、あまり大きく変動しないのが理想ですが、ドカ食いによってジェットコースターのように大きく上がり下がりしてしまうのです。

血糖値が下がりすぎると、空腹感、吐き気、イライラ、ふらつき、めまいなどの不快症状が出現します。

そして、この不快症状を解決するのは、一刻も早い糖質摂取であり、また炭水化物のドカ食いをしてしまいます。

それによって血糖値が急上昇して一時的にほっとするものの、再び急激に下降して……というとても不健康な状態を繰り返します。

もちろん、体重も増えていきます。

「しっかり食べたのに、食後2時間くらいでまたお腹が空く」という人は、血糖値がジェットコースター状態になっている可能性が高いと考えていいでしょう。

ドカ食いは百害あって一利なし。二度としないでおきましょう。

間食はやせるための合理的な方法

ご飯やパンなどに限らず、野菜も含めたいていの食べ物には多少なりとも糖質が含まれています。

そのため私たちの血糖値は、なにか口にする度に上昇し、そしてやがて下がっていくということを繰り返しています。

ただ、その上下変動が小さく収まれば太らないし、糖尿病に罹《かか》るリスクも減ります。だから、少しでも血糖値の上下変動を抑えられる食生活を送ればいいわけです。

実は、同じ内容の食事なら、回数を細かく分けて食べるほど血糖値の上がり幅が小さく抑えられます。

このことから、「無理に1日3食を守るより、間食を上手に取り入れたほうがダイエットがスムーズにいく」と言えます。

あなたが、「間食はしない」と決めていたとして、空腹を我慢して残業し、家に帰ってから食事すれば、どうしても多めに食べてしまうでしょう。

空腹のところにたくさん食べれば血糖値が急上昇するというのは、これまで何度も説明してきた通りです。

それよりも、小腹が空いたくらいの段階で間食し、家での夕食はそこそこの量で留めれば、血糖値の上昇カーブは小さくて済みます。

ただし、間食の中身が大事なのは言うまでもありません。

コンビニで調達するなら、おにぎりやスナック菓子など糖質は避け、ナッツ、チーズ、ゆで卵、おでんなどを食べるといいでしょう。

夜にたくさん食べない

同じ量の炭水化物でも、これから活動する時間帯に食べるのと、あとは寝るだけという状態で食べるのとでは、太り方が違うということは前述しました。

ですから、私は夕食時にはほとんど炭水化物を摂りません。

さらには、肉や魚などのメインディッシュの量も控えめにし、代わりに植物性食品を多く摂っています。

というのも、肉や魚には脂質やタンパク質が多く含まれ、それらが消化されるまでには4時間ほどかかるからです。夜にこうした食品をたくさん食べると、それだけ胃に負担がかかってしまいます。

ちなみに、私の専門である糖尿病の患者さんを対象にした研究では、夜に脂質やタンパク質、カロリーの高いものを摂り過ぎると、心血管の疾病が増え、全体的な死亡率も上昇するという結果が報告されています。

夜は、ほどほどのアルコールを楽しみながら、軽めの食事にしておくというのが、やせるためにも、糖尿病から身を守るためにもいいでしょう。

残業して、遅い時間から焼肉をたらふく食べ、その後、締めのラーメンを食べるなどということがいかにバカげた行動か、本書の読者は十分に理解していると思います。

でも、脳が糖質中毒にやられていると、それさえもわからなくなってしまうのです。

せっかく目標体重に落としたのに、再び脳をおかしくしないためにも、夜に重いものをドカンと食べるのはやめましょう。

調味料を変える

過去においてカロリー計算が幅をきかせていたこともあって、多くの人が食品の選び方を間違えています。「低カロリー」をうたうものを食べていれば、健康にやせられると考える人がいまだにたくさんいるのです。

同様のことが、調味料選びにも言えます。

たとえば、サラダにノンオイルドレッシングをかけて食べているのは、カロリーを気にしているからでしょう。

しかし、ノンオイルに限らず、ドレッシング類には、味の調整のために砂糖が加えられていることも多く、それをたくさん摂取すれば太ります。

しかも、淡泊なノンオイルドレッシングは満足感が得られにくいため、たくさんかけすぎてしまい、結果的に糖質摂取過多になります。

それよりも、サラダには、少量の塩とエキストラバージンオリーブオイルをたっぷりかけるのがおすすめです。糖質の少ないマヨネーズもＯＫです。

このように、調味料選びにおいても、注意しなければならないのは糖質であり、脂質ではありません。しっかり表示を見る目を持ちましょう。

中華料理の素、カレーやシチューのルーなど、今はいろいろな調理ソースが売られていますね。あの「とろみ」は、片栗粉や小麦粉など炭水化物でつけています。また、甘くなくても味付けに砂糖が使われているケースがほとんどです。

ケチャップやソースにも砂糖がかなり入っています。さらさらしたウスターソースはお好み焼き用やとんかつ用などドロドロしたものよりも少ないとは言え、やはり砂糖が使われています。

焼肉を食べるならタレ味ではなくて塩味にしましょう。

焼き鳥もタレではなく塩を選びましょう。とくに、スーパーの惣菜売り場で売っている焼き鳥など、タレがゼラチン状に固まっているものがありますね。あのタレには糖分がいっぱいです。

ほかにも、煮物に多用するみりんなど、総じて調味料は曲者です。「太らなそうだけど実は太るもの」から「太りそうだけど実は太らないもの」に変えていきましょう。

太る調味料、太らない調味料

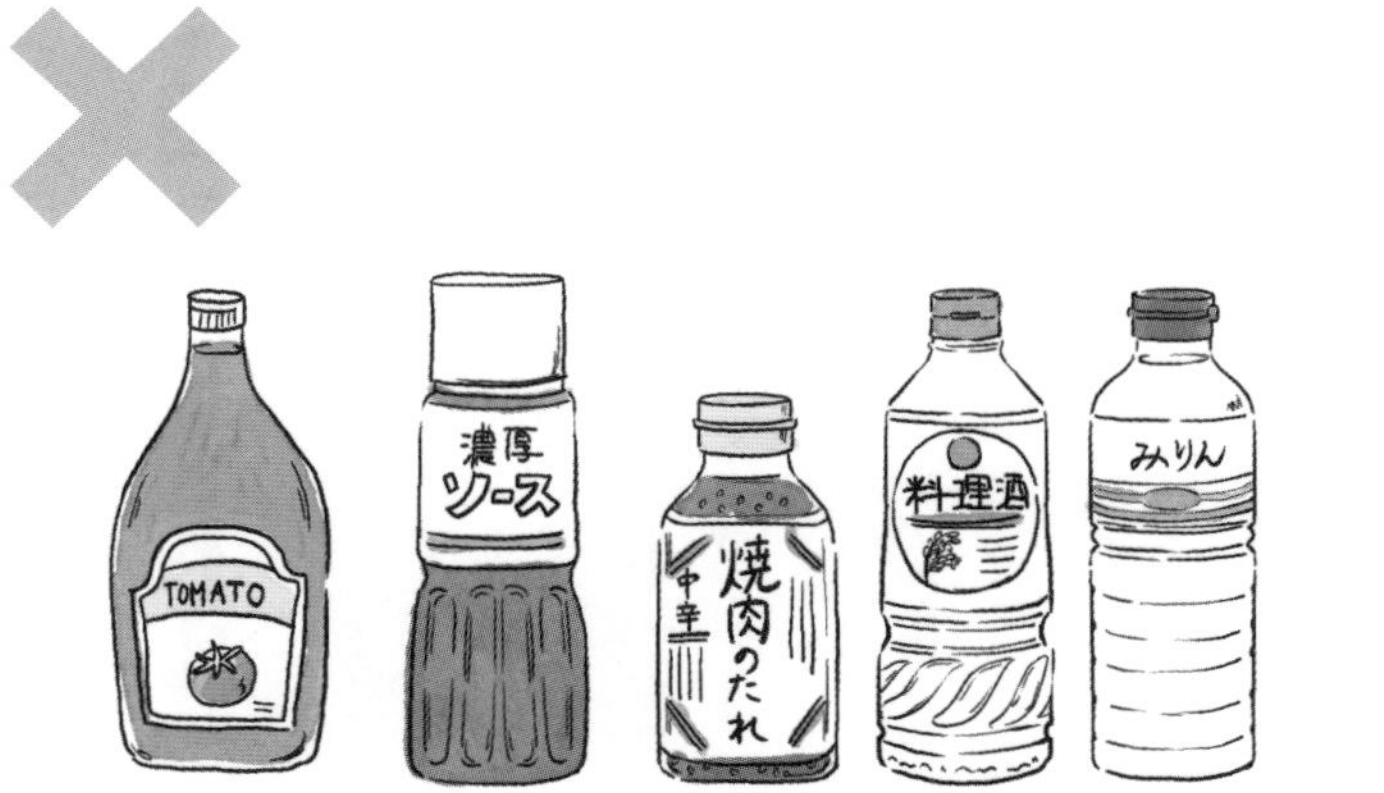

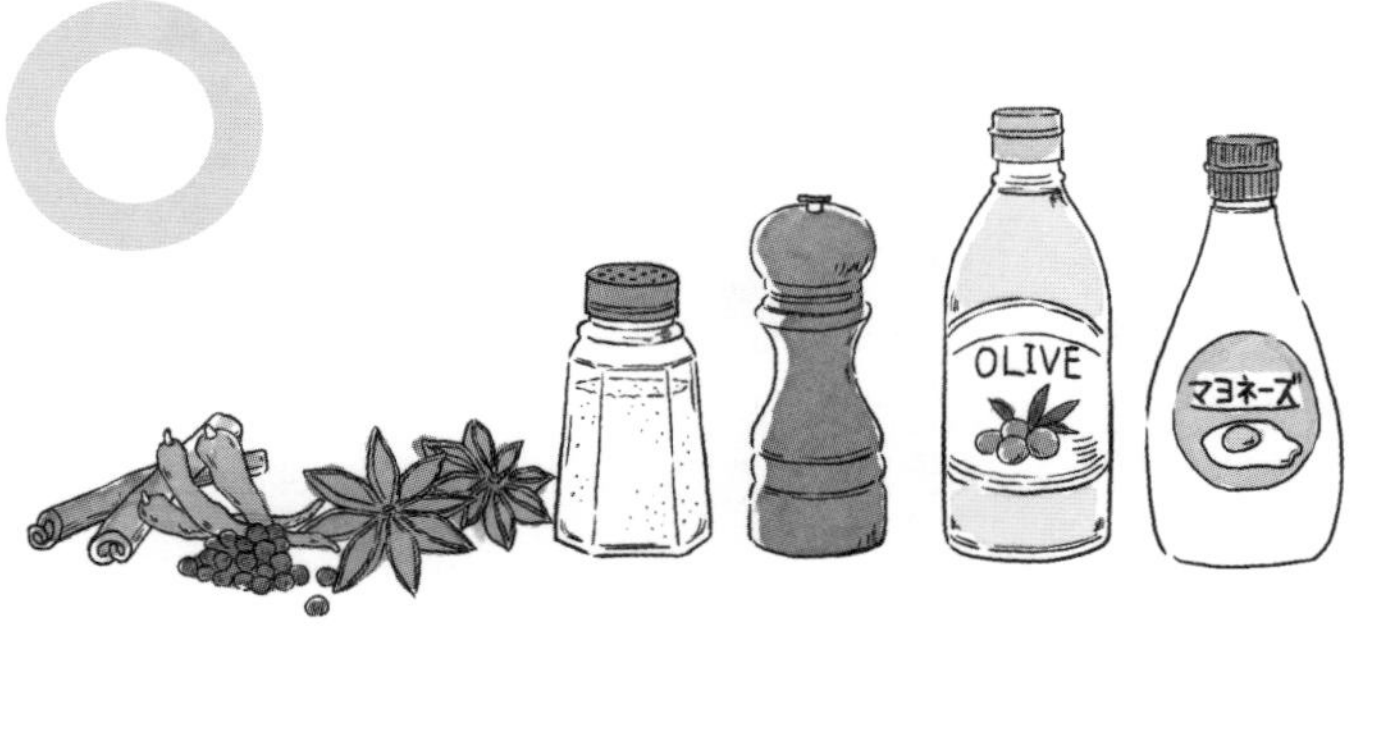

水を1日2リットル以上飲む

水を飲むことは、健康維持にとても大きな意味を持っています。

前述したように、私は夕食時に白ワインを飲みますが、そのとき、一緒に水を1ℓ以上飲みます。それによって血中アルコール濃度が下がり、悪酔いしないで済むからです。

同様に、水を飲めば血液中のブドウ糖濃度が薄まり血糖値が下がります。だから、水を飲むことはやせる方向に働きます。

よく、糖尿病の患者さんが喉の渇きを訴えますが、あれは血糖値が高くなっているのを抑えようとする体の自然な欲求なのです。

ほかにも、水にはたくさんの働きがあります。

たとえば、老廃物の処理。私たちの体の細胞や筋肉は絶えずつくり換えられていて、そのときに、たくさんの老廃物が発生します。それら老廃物は溜め込まず、早く尿から排出することが望まれます。

尿をつくるために水が必要なのはもちろんのこと、水分が足りなければ老廃物を尿に濾過《ろか》する腎臓にも負担がかかります。

また、水分不足は便秘も引き起こします。

汗をたくさんかく夏場はもちろんのこと、冬であっても水は意識的に飲みましょう。1日に3ℓ以上摂ることが推奨されていますが、食事に含まれる水分を考え、2ℓ以上を目安にするといいでしょう。

無糖のお茶やコーヒーは糖質過剰にはならないものの、カフェインも入っています。あまり大量に摂れば健康を害しますから、ミネラルウォーターが一番です。

ちなみに、経口補水液やスポーツドリンクには注意が必要です。猛暑の季節の必需品であるかのように誤解している人がいますが、がぶがぶ飲めば糖分も塩分も過剰摂取してしまいます。

アスリートでもない限り、水分補給はミネラルウォーターで十分です。

旧石器時代の食事が理想

前にも触れたように、私たちの消化・吸収システムは、人類が誕生した数百万年前から変わっていません。

だから、その頃と同じような食生活を送るのが健康には一番いいのです。日本ならば、縄文時代を生きた祖先たちの食事です。

よく、「日本人は農耕民族だから米が体質に合っている」と言う人がいますが、縄文時代には農耕技術はありませんでした。

「日本人には米が合う」というのは、あくまで日本的な生活を表現する上での後付け理論なのです。

そもそも、人類が農耕技術を身につけたのは約1万～2万年前。それから現代の私たちまで、たかだか約600世代です。

一方で、人類誕生から農耕技術を得るまでの間、10万世代以上もありました。10万世代もの長きにわたり祖先が食べていたものを、最近の600世代でがらっと変えてしまったというのが真実です。

現在、厚生労働省は、必要なエネルギーの50〜65%を炭水化物から、20〜30%を脂質から、13〜20%をタンパク質から摂るように推奨していますが、重度の糖質依存症では80%近くを炭水化物から摂っている人もいます。

私は、厚生労働省の基準もまだまだ甘く、もっと炭水化物を減らすべきだと思っています。

というのも、今なお狩猟と採集のみで暮らしている民族に関する研究結果を見ると、平均して、炭水化物からのエネルギーは22〜40%にすぎないからです。彼らは、脂質から28〜58%、タンパク質から19〜35%のエネルギーを得て暮らしています。

おそらく、縄文時代の人々も、そのくらいの配分だったでしょう。

縄文時代の祖先たちが口にしていたであろう、農薬に汚染されていない植物性食品を中心に、加工されていない魚や肉を少量食べるのが、肥満や病気と無縁でいられる方法だと私は考えています。

プライス博士が見つけた最高の食事法

1930年代、カナダのプライス博士という歯科医が、イヌイット、アメリカ先住民、アボリジニ、ポリネシア人など、世界14カ国で文明から隔絶された生活を送っている住民の健康状態について調査を行いました。

とくに、自分の専門である口腔内の状態、歯、顎、顔を詳しく調べてみると、彼らは歯ブラシなど使ったことはないのに、虫歯はなく、歯並びは完璧で、顔の歪みなども見られなかったそうです。

その食生活も調査すると、きわめて原始的なもので、自然な環境で育った動物や、植物性食品を主に食べていました。

調査した地域によって具体的な食材はさまざまですが、基本は「人間がおかしな手を加えたものは食べていない」ということです。

一方で博士は、同じ民族でありながら、商業活動によって持ち込まれた白人の近代的食生活に移行した人々についても同様の調査を行いました。

すると、遺伝子は変わらないにもかかわらず、歯並びがひどく乱れ、顔の形も歪んだ子どもが多く生まれるということがわかりました。

また、大人も含め免疫力が低下し、さまざまな感染症に罹りやすくなっていたそうです。

近代的食生活では、砂糖、精製した穀類（白いパン、白米）、缶詰、高温で殺菌した牛乳、加工した油脂類が多く用いられており、プライス博士は、そうした食生活が人間を退化させていると結論づけています。

博士の調査から90年以上が経過していますが、今もその指摘は色あせません。

かつて、世界中に肥満者はほとんどいませんでした。

ところが、文明の発達とともに、どこもかしこも肥満者だらけになっています。先進国だけでなく発展途上国でも肥満は激増しています。

つまり「豊かになってお腹いっぱい食べられるようになったから」という理由だけではないでしょう。食べている量よりむしろ、食べている内容こそが問題なのです。

ファイトケミカルたっぷりの食事で生活習慣病から身を守る

米や小麦は、糖質を効率的に摂るために人間が後からつくりだしたものです。私たちの遠い祖先は、ときどき仕留めることができた肉や魚を除き、木の実や山菜、野草など採取した植物類を主に食べて命をつないできました。それだけで、さまざまな栄養素はバランス良く摂れていたのです。

当時と比べて、現代人の食事に圧倒的に少なくなっているのが植物性食品です。ダイエットのみならず、健康のためにも、野菜（糖質の多いイモやカボチャは除く）、豆類、海藻、キノコといった植物性食品をもっと摂りましょう。

植物は動物と違って移動は不可能なので、紫外線を避けたり、昆虫など外敵から逃げることができません。そういう状態にありながら身を守るために、色素や香り、ネバネバした成分など「ファイトケミカル」と呼ばれる強力な抗酸化成分を持っています。

ファイトケミカルは、アントシアニン、イソフラボン、リコピン、クロロフィル、イソチオシアネートなどの免疫活性化物質の総称で、植物性食品を食べることで、私たちはそれらの効果を享受できます。すなわち、免疫力を高め、感染症や生活習慣病から身を守ることができるのです。

ファイトケミカルは、色素の強いものが多く、159ページにあるように、色によって大まかな成分と作用がわかります。**どれか一つに偏るのではなく、いろいろな色を取り入れるつもりで食べるといいでしょう。**

野菜はもちろん、豆類、キノコ、海藻も積極的に摂って欲しい植物性食品です。

私の患者さんには、大豆製品の豆腐をご飯代わりに食べている人もいます。納豆は、優れた発酵食品として知られています。

キノコや海藻は、糖質はほぼゼロで、まったく太る心配はありません。その上、腸内環境を整えてくれる食物繊維がたっぷりです。

糖質制限を行うと便秘になる人がいるのですが、それはご飯などに含まれる食物繊維が減ったためと思われます。植物性食品をたくさん食べて、不足した分の食物繊維を補いましょう。

ちなみに、「MEC（meat/egg/cheese）食」という、肉と卵とチーズを中心に食べるダイエット法が一部で流行しています。糖質が少ないのでたしかに体重は減るかも知れませんが、タンパク質過多となり健康を害します。

それよりも、ファイトケミカル豊富な植物性食品をたくさん食べてください。

厚生労働省は1日に350gの野菜を摂るように推奨しており、私も毎日それ以上しっかり食べています。

しかしながら、たいていの人は350gにはとうてい足りていないはずです。一度、秤で量って、どのくらいの野菜を食べるべきなのか、おおよそのところを把握しておくと良いでしょう。

生のサラダに限りません。おひたしや温野菜にするなど火を通せば量が食べられます。

鍋も植物性食品をたくさん摂れるメニューですから、大いに食卓にのせてください。

主なファイトケミカルと効果

赤	リコピン	トマト、スイカ	抗酸化作用、 動脈硬化予防
橙	βカロテン	ニンジン	抗酸化作用
黄	フラボノイド	玉ねぎ、レモン	抗酸化作用、 高血圧予防
緑	クロロフィル	ほうれん草、 オクラ	抗酸化作用、 コレステロール調整
紫	アントシアニン	ブルーベリー、 なす、赤しそ	抗酸化作用、 視機能改善作用
白	イソフラボン	大豆、大豆製品	骨粗鬆症の予防、 更年期障害予防
茶	フコイダン	海藻	抗がん作用
黒	β-グルカン	きのこ類	免疫力向上

良質な脂質は、ダイエットに効果的

これまで何度も述べてきたように、太る原因は糖質であって脂質ではありません。そもそも、日本人は総じて脂質の摂取量が足りない傾向にあります。また、摂り過ぎたとしても便に出てしまうことが多いので、「ダイエットに脂質は大敵」という間違った思い込みは捨てましょう。

ただし、「どういう脂質か」はとても大事です。

なにしろ、脂質は細胞膜の材料になったり、ホルモンをつくりだすという重要な働きに使われる栄養素です。トランス脂肪酸などタチの悪い脂質を摂れば、健康を損なう恐れがあります。

私が、今の段階ですすめられる脂質は、自ら愛用しているオリーブオイルです。できれば、「エキストラバージンオリーブオイル」を選んでください。

実際に、エキストラバージンオイルをたっぷり使った「地中海式ダイエット」は、カロリー制限よりもダイエット効果が高く、コレステロール値や中性脂肪値を下げるという研究報告もなされています。

このように、健康にもダイエットにも効果が期待できるオリーブオイルですが、油は酸化すると毒性が強まるので保存法が重要です。

店頭で値引きされていても、賞味期限が迫っているものは避けましょう。また、徳用サイズの大瓶は使い切るまでに時間がかかりますから、小瓶がおすすめです。

バターやラードなど、動物性の脂質も悪くありません。ただ、その動物がどう育てられたかが気になります。そのことについては、次項で述べましょう。

ちなみに、マーガリンやショートニングは最悪です。心疾患を増やすことが明確になっているトランス脂肪酸が大量に含まれていますから、極力、口にしないようにしましょう。

太る原因でもある菓子パンやスナック菓子には、たいていこうした悪い油が使われています。

動物性食品の選び方

肉や魚などの動物性食品には糖質が少なく、たくさん食べても太ることはありません。気にせず食べて大丈夫です。

ただ、一律にすべてOKというわけではありません。その成育環境が大事です。

たとえば牛肉なら、自然放牧されて育った「グラスフェッド（牧草飼育。自由に動き回れる自然環境で牧草のみをストレスなく食べて育った、という意味）」と呼ばれるものが一番です。

こうした牛からとれた牛乳でつくられたバターやチーズも、安心して食べていい食品と言えるでしょう。

しかし、実際には、大半が狭い牛舎で穀類のエサを与えられています。病気が流行らないように抗生物質も投与されています。それどころか、早く育つように肥育薬剤を注射されるケースもあります。

同様に、豚も鶏も、できるだけ成育環境が自然に近いものを選びましょう。特に鶏肉は遺伝学の研究で長生きさせる効果があるとされています。発がん作用も全くないので肉の中では一番おすすめです。

牛肉は1日平均で24g以上食べると女性では大腸ガンのリスクが1・62倍増えるという国立がん研究センターの研究報告があります。

養殖の魚も、エサは人間がつくったものだし、狭い生け簀の中で育てられ、病気を防ぐためにさまざまな薬品も使われます。それよりは、天然の魚がいいのは言うまでもありません。

魚はサバ、サンマ、イワシなどEPAやDHAが豊富な近海の青魚がベストです。肉は、鶏肉、豚肉、牛肉の順におすすめです。

一方で、「食べないほうがいい」と明言できるのが、添加物の多い加工肉や練り物、魚卵製品です。

加工肉を食べると、心臓血管系の疾病やがんに罹りやすくなることがわかっています。逆に、人々の加工肉の摂取を1日平均20g以下に減らすことができれば、死亡する人の数が3%以上低下するという研究報告もあります。

ハムやソーセージ、ベーコンは、本来であれば茶色っぽいはずです。それを、発がん性が明らかになっている亜硝酸ナトリウムという発色剤で、きれいなピンク色にしてあります。この発色剤は明太子などにも多用されています。

ほかにも、練り物の食感を出すためのリン、日持ちを良くするための保存料など、なにかしら不自然な物質が添加されるのが加工食品です。

肉や魚はできる限り発色剤などの添加物が加えられていないものを、その成育環境が自然に近いものを購入するクセをつけましょう。

AGEを溜めない食事は太らない

炭水化物をたくさん食べると、血中にブドウ糖が溢れます。そのときに、インスリンが分泌されて太るだけでなく、「糖化」という悪い作用が生じます。

糖化は、ブドウ糖が体内のタンパク質と結びつくことで起き、そのタンパク質を劣化させます。そして、劣化したタンパク質は「AGE（終末糖化産物）」というタチの悪い老化物質として長く体内に留まるのです。

AGEは不安定な構造をしており、さまざまな組織のタンパク質にくっついては自分を安定させようとします。その結果、AGEにくっつかれた正常な組織が痛めつけられ、炎症を起こしていきます。

たとえば、血管のタンパク質にAGEがくっつけば動脈硬化が進行しますし、皮膚のコラーゲンにくっつけばシミやシワをつくりだします。

ほかにも、心筋梗塞など心疾患、脳卒中など脳疾患、慢性腎臓病、がん、アルツハイマーなど、ありとあらゆる病気から、美容上の問題まで、私たちの老化現象にはAGEが深く関与しています。

そして、この憎きAGEは、肥満も促進させます。体内にAGEが溜まると、お腹の脂肪細胞が大きくなることがわかっているのです。

AGEは、食品自体にも含まれ、その調理法によっても増えます。高温調理で増えるので、同じ魚を食べるなら焼き魚よりも刺身で、同じ豚肉を食べるならとんかつよりはとんしゃぶで、という工夫が求められます。

同時に、体内のAGEを増やさないためには、炭水化物の摂取を減らし糖化を抑えることも大切です。

つまり、**太らない食事を心がけていればAGEが増えないし、AGEが増えなければ太りにくいというプラスの連鎖が得られるのです**。

しかも、美容にも健康にもいいということも、忘れないでください。私は世界で初めて体内の微量なAGEを測定する方法を発明して1991年に発表しました。また長年のAGE研究の経験を生かしAGE Makita Careというシワやシミを抑える化粧品も作りました。

「糖質依存脳」を「健康脳」に変えれば、糖質を欲する回数が減っていく

本書のメソッドで目標体重まで落とすことができたとして、いつも忘れないでいて欲しいのは、「体重は根性でコントロールするものではない」ということです。

せっかく落とした体重を維持するために必要なのは、自分の「脳」と知的な闘いを繰り広げ、勝ち続けることです。

あなたの脳は、ちょっとでも油断すれば「太ろう」という方向に動き、あなたに盛んに呼びかけます。

「ほら、あの棚に大好物のシュークリームがあるよ」

「どうしてご飯を食べないの？　ほかほかの炊きたては最高に美味しいのに」

そこで、「そうだよね、今日だけはいいよね」とのってしまうのか、「いやいや、待てよ。そうはいかないよ」と押しとどめるのか。それによって、あなたの今後の体

重、見た目の美しさ、健康度合いのすべてが変わってきます。

脳の邪悪な誘いを上手く押しとどめるコツは、真正面から激突するのではなく、半身に構えて騙し騙し対応すること。そして、「0か100か」という白黒はっきりした決着をつけようとせず、いつの間にか勝利していればいいのです。

たとえば、「どうしてもどうしてもアイスクリームやケーキが食べたくてしかたない」とき、なまじ「甘いものは絶対にダメ」と真正面から抵抗すると、大負けしてリバウンドしかねません。

そうではなくて、カカオ成分70%以上のチョコレートを少し食べるなどして、脳を騙し、こちらが押し切ってしまえばいいのです。

こうしたことを重ねているうちに、あなたの対応スキルがアップし、邪悪な脳が出現する回数が減ってきます。糖質依存脳を健康脳に変えることが糖質中毒を克服することです。

健康脳に変わると、炭水化物はさほど欲しくなくなるし、ケーキやポテトチップスよりもサラダを食べたいと思うようになるでしょう。

それは、あなたの脳が、あるべき健康な状態に戻ったことを意味しています。

第 4 章

糖質制限が効いてないと思ったら……

「隠れ糖質」の落とし穴

なぜやせない？「隠れ糖質食材」に注意

「大好きなケーキも我慢して頑張っているのに、体重が落ちません」

「ご飯もパンも麺類もほとんど食べていないのに、どうも効果が得られません」

糖質制限を行っている人から、こんな相談を受けることがよくあります。

そこで、数日間の食事内容を細かく教えてもらうと、しっかり糖質を摂っているのがわかります。

彼らは意外な食品に含まれている糖質を見逃していたり、「これは大丈夫だろう」と勝手に思い込んだりしているのです。

これまで何度かふれてきたように、糖質依存症は、タバコや薬物の依存症と違い、「原因物質に近づかなければＯＫ」という単純な方法がとれません。

さまざまな食品に多少なりとも糖質が含まれていることから、まったくゼロにするのは不可能。また、偏った食事は健康を害しますから、「いろいろなものを食べながら極力、含まれている糖質を減らしていく」というやり方しかありません。

ここが、糖質制限の難しいところでもあり、また面白いところでもあります。

糖質制限を始めれば、食品表示にも興味が湧いてくるでしょう。

そして、食品表示をしっかり見るようになると、思いもしなかった食品が糖質たっぷりだったことに驚くことでしょう。

本章では、そうした「隠れ糖質」についておさらいし、糖質制限をより確固たるものにしていきましょう。

隠れ糖質1

ジャガイモ・カボチャ

野菜は総じてビタミン、ミネラル、食物繊維、そして強力な抗酸化作用を持つファイトケミカルが豊富で、糖質制限中に大いに摂って欲しい食材です。

ただし、ジャガイモ、サツマイモなどのイモ類、カボチャは糖質がたっぷりなので除きましょう。焼き芋やスイートポテトなど甘味を楽しむ食べ方でのサツマイモは、慣れてくれば「糖質の塊だな」とすぐわかるでしょう。

でも、塩味のチップスのジャガイモ、サラダに入ったカボチャ、煮ころがしのサトイモなどは見逃しがちです。

どのように料理されているとしても、イモ類やカボチャは糖質過多。

野菜の煮物や肉じゃがなど、家庭的で健康そうな惣菜に、糖質たっぷりの野菜が入っているので注意が必要です。

隠れ糖質2

牛乳・ヨーグルト

糖質制限にチャレンジするときに、案外多いのが「デザート代わりにヨーグルトを食べることにした」という人です。

ジュースや清涼飲料水をやめて牛乳に換えたという人もいます。

まず、ヨーグルトですが、少しでも砂糖で味付けがしてあるものはNGです。「微糖」などという言葉に騙されてはいけません。無糖タイプのプレーンヨーグルトをそのまま食べてください。

ただ、プレーンヨーグルトも牛乳も、もともと「乳糖」という糖質を含んでいます。だから、たくさん摂取すればそれだけ糖質も摂ってしまいます。

基本を守って糖質制限しているのに体重が減らないようなら、しばらくヨーグルトや牛乳はカットしてみましょう。

隠れ糖質3

果物

果物には、ブドウ糖とは違う「果糖」がたっぷり含まれます。果糖とブドウ糖が血中にあれば、まず先にブドウ糖がエネルギーとして使われ、残された果糖は脂肪に換えて貯蔵されます。だから、果糖をたくさん含む果物は太りやすいのです。

とくに、日本の果物は品種改良され甘味が強くなっています。ゆえに「日本の果物は美味しい」と海外でも人気なのです。

果物には、ビタミンやミネラルも多いので、順調に体重が落ちているなら、朝食時のデザート代わりに少量食べるのはいいでしょう。

しかし、体重が落ちないときは果物は一切禁止としましょう。とくに、ジュースにするのは絶対にNGです。一杯のジュースに大量の果物を使いますし、食物繊維など大事な成分が失われ、さらに太りやすくなります。

隠れ糖質4

和食の煮物

「和食は健康食だ」というのは、少なくともダイエットや糖尿病予防にはあてはまりませんか。白いご飯がダイエットの大敵だということは理解いただけていると思いますが、和食は案外、おかず類にも糖質が多いのです。

とくに、煮物には注意が必要です。切り干しダイコンやヒジキの煮付けは定食の副菜の定番です。ほかにも、筑前煮などもよく食卓に並びます。

こうした煮物は素材に野菜が使われることが多く、それ自体はいいのですが、味付けに結構な量の砂糖を使います。また、みりんや料理酒にも糖質が含まれます。

自分で調理するときはそれを目で見て実感できますが、市販の弁当や惣菜、外食では確認もできません。ですから、普段から煮物は控えめに、体重が落ちないときには口にしないと決めてしまいましょう。

隠れ糖質5

そば

私の患者さんたちは、食事の度に血糖値を測定しており、なにを食べればどれだけ血糖値が上がるか（つまり太るか）について、専門家と言えるほど把握しています。

その患者さんたちが揃って驚くのが「そば」です。

そばはいかにも健康そうだし、量も少なめ。それなのに、ざるそば一枚食べただけで、血糖値が急上昇するのです。

考えてみれば当たり前で、そば粉は炭水化物です。二八そばなどは小麦粉が足されていますが、同じことです。

しかも、そばは時間をかけずにささっと素早く食べるもの。ほぼ糖質だけの食べ物を短時間でかき込めば、血糖値は急上昇します。そして、それに対応すべくインスリンも大量に出るので太るわけです。

隠れ糖質6

玄米・全粒粉パン・ライ麦パン

同じ茶碗一杯のご飯を食べるなら、白米よりも玄米をすすめます。

玄米に残っているミネラルや食物繊維などの栄養分が、白米に精製する段階で落とされてしまうからです。

血糖値を抑える食物繊維が、玄米には4倍以上多く含まれています。

同様のことが白いパンと全粒粉パンやライ麦パン、白いパスタと全粒粉パスタなどにも言えます。

精製していないほうが栄養的には優れています。

しかし、玄米も全粒粉の小麦粉も、炭水化物であることには変わりません。

ミネラルや食物繊維が残っているからといって、糖質がなくなるわけではありません。

糖質量に関しては、白米も玄米もほぼ同じです。

だから、体重が順調に減っている人に「ご飯を食べたいときには、白米ではなくて玄米がいいですよ」というアドバイスはできますが、糖質制限中には、玄米も全粒粉のパンもパスタも避けたほうがいいのです。

隠れ糖質7

天ぷらの衣や点心の皮

炭水化物を避けておかずを主に食べている私の患者さんから、「焼売《しゅうまい》はほとんど肉のはずなのに血糖値がかなり上がる」という報告がありました。

どうやら、皮に原因があるようです。焼売に限らず、餃子や春巻きなど中華料理の点心はかなりの糖質量になります。

揚げ物の衣も糖質です。

天ぷらやとんかつは、タネとなる素材自体はいいのですが、衣が問題。とくに、かき揚げは使われる小麦粉の量が多くなります。また、小さなエビを厚い衣で大きく見せているケースなども要注意です。

糖質制限中は、魚も肉も野菜も揚げ物にせず、火を通すときには蒸す、焼く、炒めるといった方法をとりましょう。鍋にするのもおすすめです。

おわりに　糖尿病治療の中で生まれた医学的に正しいダイエット

世の中には、「これだけでやせられる」という眉唾情報が溢れています。

なかには、健康を害するような悪質なものもありますが、それにすら飛びついてしまうほど、やせられない悩みを抱えている人が多いわけです。

かように、ダイエットは難しいのです。

とくに、食品が工業製品になってしまった現代においては、人々を太らせる食べ物が圧倒的な割合を占めているからです。

私は糖尿病の専門医として、長きにわたり、たくさんの患者さんを診てきました。

私が医者になったばかりの頃は、糖尿病の患者さんは今ほど多くなく、「メタボ」などという言葉もありませんでした。

しかし、あっという間に日本は糖尿病大国となり、それと歩調を合わせるように肥満者が増え、ダイエットが人々の大きな関心事となりました。

では、人々は昔と比べ、そんなに「大食い」になったのでしょうか。

もちろん、食べ物がなく飢えていた時代よりはたくさん食べているでしょう。

しかし、今はむしろ、食べる量自体は減っているくらいです。

現代人は、たくさん食べているから太っているのではなく、太るものを食べているから太っているのです。

私たちを太らせるのは、食べ物の量ではなく、ましてや脂っこいものでもありません。ご飯やパン、麺類に代表される糖質を摂ることで私たちは太ります。

そのメカニズムについては本書で何度もふれましたが、糖質を摂れば血糖値が上がり、血糖値が上がれば太ります。

先程も述べたように、私の専門は糖尿病です。

糖尿病を引き起こし悪化させるのは、血糖値が高い状態です。

つまり、糖尿病と肥満は切っても切れない関係にあり、必然的に私は、ダイエットについて、どの専門家よりも詳しく正しい知識を有するようになりました。

実際に、私の患者さんたちは、糖尿病の治療を進める過程で一様にダイエットにも成功しています。

本書では、そうした経験を踏まえ、血糖値を上げない食事、すなわち「糖質制限」について、他の類書にはない具体的な方法を述べてきました。

糖質は、薬物と同じように中毒になります。だから、単純に量を制限しようとしても難しく、そこには「コツ」がいります。

私は今回、これまで誰も説明することができなかったそのコツについて、あますところなく書いたつもりです。

過去に糖質制限に挑戦して失敗した人でも、本書の方法なら確実に身につけることができるでしょう。

糖質制限は、ダイエットのほかにも、さまざまな健康効果があります。

糖尿病をはじめとした生活習慣病を予防します。

血管から皮膚まで全身の老化を予防します。

疲れにくく強靭な体をつくります。

集中力が高い状態を保ちます。

ぼけずに長生きできる可能性がうんと高くなります。

ほかにも、ありとあらゆる「いいこと」があると、お約束します。

逆に言えば、糖質をたくさん摂っていれば、太るだけでなく、がんも含めた病気に罹りやすくなります。

こういった糖質制限による健康効果や糖質摂取の害については、『医者が教える食

事術』『医者が教える食事術2　実践バイブル』という2冊の本で詳しく書いていま
す。
　自分と愛する家族の健康を守るために、医学的にどのような食事を摂ったらいいの
かを知りたければ、ぜひ読んでみてください。

食品	量	糖質量
りんご	50g	7.1g
温州みかん	70g	7.8g
スイカ	100g	9.2g
バナナ	50g	10.7g
和菓子・洋菓子		
桜餅（関東風）	67g	34.6g
カステラ	40g	25.1g
串団子（粒あん）	70g	31.1g
どら焼き	73g	40.6g
おはぎ・こしあん	100g	42.2g
豆大福	85g	42.8g
たいやき	126g	58.7g
白玉ぜんざい	ぜんざい 180ml	59.0g
カスタードプリン	80g	11.8g
シュークリーム	100g	25.3g
ショートケーキ	95g	35.5g
アップルパイ	110g	34.6g
アルコール飲料＆ドリンク		
ウイスキー（水割り）	ウイスキー 30ml	0.0g
ウーロンハイ	350ml	0.0g
焼酎（ロック）	50ml	0.0g
ブランデー	30ml	0.0g
赤ワイン	100ml	1.5g
白ワイン	100ml	2.0g
日本酒（コップ）	100ml	4.9g
ビール	350ml	10.9g
発泡酒	350ml	12.6g
オレンジジュース	200ml	21.0g
グレープフルーツジュース	200ml	17.2g
野菜ジュース	200ml	7.2g
コーヒー・ブラック	150ml	1.1g
カフェラテ・砂糖なし	コーヒー・牛乳各 75ml	4.1g
緑茶	150ml	0.3g
コーラ	200ml	22.8g
サイダー	200ml	20.4g
調整豆乳	200ml	9.0g

巻末特典

食品の糖質量早わかり表

食品	量	糖質量
●副菜		
いも類		
こんにゃくの炒煮	板こんにゃく 80g	2.7g
ジャーマンポテト	じゃがいも 60g	11.2g
焼いも	さつまいも 80g	21.4g
海藻・きのこ		
生わかめ	10g	0.2g
焼のり	2g	0.2g
もずく酢	40g	2.5g
ひじきの煮物	ひじき・乾燥 7g	5.3g
きのこのソテー	しめじ 80g	1.2g
味噌汁・スープ		
豆腐となめこの味噌汁	木綿豆腐 30g	3.1g
あさりの味噌汁	あさり 20g	1.9g
しじみの味噌汁	しじみ 20g	2.7g
じゃがいもと玉ねぎの味噌汁	じゃがいも 50g	12.0g
白菜と油揚げの味噌汁	白菜 30g	3.1g
かき玉スープ	鶏卵 25g	2.3g
わかめスープ	わかめ 15g	0.7g
コンソメオニオンスープ	玉ねぎ 30g	2.1g
ミネストローネ	トマト水煮缶 50g	12.3g
コーンポタージュ	クリームコーン缶 40g	12.0g
●その他の食品		
乳・乳製品		
牛乳	乳脂肪 3.8%200ml	9.6g
低脂肪牛乳	乳脂肪 1.0%200ml	11.0g
プレーンヨーグルト	100g	4.9g
加糖ヨーグルト	100g	11.9g
カマンベールチーズ	22g	0.2g
クリームチーズ	18g	0.4g
バター	8g	0.0g
果物		
いちご	50g	3.6g
メロン	50g	4.9g
グレープフルーツ	50g	4.5g
キウイフルーツ	50g	5.5g

食品	量	糖質量
絹ごし豆腐	150g	2.5g
揚げだし豆腐	木綿豆腐 150g	9.2g
油揚げ	15g	0.0g
納豆	50g	2.7g
マーボー豆腐	木綿豆腐 120g	6.3g
●副菜		
サラダ		
コールスローサラダ	キャベツ 60g	4.4g
マカロニサラダ	マカロニ・ゆで 20g	8.0g
ポテトサラダ	じゃがいも 50g	10.1g
きゃべつの千切りサラダ	キャベツ 35g	1.6g
水菜サラダ	水菜 30g	1.3g
緑黄色野菜		
ほうれん草のおひたし	ほうれんそう 60g	0.6g
ほうれん草のごまあえ	ほうれんそう 60g	2.3g
オクラのおかかあえ	オクラ 35g	0.8g
ブロッコリーのマヨネーズあえ	ブロッコリー 60g	0.8g
なばなのおひたし	なばな 60g	1.4g
サニーレタス	25g	0.3g
えだ豆・ゆで	50g	1.0g
にんじん	48g	3.2g
ミニトマト	58g	3.4g
トマト	145g	5.3g
パプリカ	126g	7.1g
かぼちゃ	80g	13.7g
ミックスベジタブルのソテー	ミックスベジタブル 20g	2.3g
アスパラのバター炒め	グリーンアスパラガス 150g	3.2g
淡色野菜		
きゃべつ炒め	キャベツ 100g	4.8g
きゃべつの浅漬け	キャベツ 100g	3.9g
きゅうりとわかめの酢の物	きゅうり 50g	3.5g
もやしのナムル	もやし 60g	2.2g
焼きなす	なす 80g	2.9g
大根の煮物	大根 80g	5.4g
きんぴらごぼう	ごぼう 40g	8.1g
とうもろこし（ゆで）	125g	17.2g

巻末特典

食品の糖質量早わかり表

食品	量	糖質量
●主菜		
豚肉		
豚肉の生姜焼き	豚かたロース 80g	6.3g
豚肉アスパラ巻き	豚ロース 100g	2.1g
豚のキムチ炒め	豚バラ 50g	2.5g
ピーマンの肉詰め焼き	合いびき肉 40g	13.7g
焼き餃子	豚ひき肉 50g	17.2g
豚しゃぶサラダ	豚ロース 75g	4.1g
ポークシューマイ	豚ひき肉 60g	17.1g
ロールキャベツ	合びき肉 50g	14.5g
トンカツ	豚ロース 100g	10.0g
酢豚	豚かた 80g	25.5g
レバニラ炒め	豚肝臓 50g	3.7g
鶏肉		
鶏肉の照り焼き	若鶏もも 80g	4.2g
蒸し鶏	若鶏ささみ 80g	6.4g
クリームシチュー	若鶏もも 80g	25.0g
鶏肉のから揚げ	若鶏もも 80g	4.7g
チキンソテー	若鶏むね 100g	2.3g
チキン南蛮	若鶏むね 150g	29.2g
その他の肉・加工品		
馬刺し	馬肉 60g	2.5g
ウインナーのソテー	ソーセージ 50g	3.5g
ベーコン	20g	0.1g
生ハム	50g	0.3g
たまご		
ゆで卵	50g	0.2g
プレーンオムレツ	鶏卵 100g	1.1g
チーズ入りオムレツ	鶏卵 100g	1.4g
スクランブルエッグ	鶏卵 100g	0.4g
ベーコンエッグ	鶏卵 50g	0.2g
厚焼き玉子	鶏卵 50g	3.2g
目玉焼き	鶏卵 50g	0.2g
にら玉	鶏卵 50g	0.6g
大豆製品		
木綿豆腐	150g	1.8g

食品	量	糖質量
ビーフン	50g	39.5g
クリスピーミックスピザ	クリスピークラスト 63g	34.4g
●主菜		
魚		
あじの干物焼き	干物 50g	0.1g
ししゃも焼き	からふとししゃも 60g	0.3g
塩鮭焼き	塩鮭 80g	0.1g
さばの塩焼き	塩さば 80g	0.1g
さんまの塩焼き	さんま 130g	0.1g
鮭のホイル焼き	生鮭 80g	4.4g
ぶりの照り焼き	ぶり 80g	6.3g
カレイの煮つけ	子持ちがれい 85g	17.3g
あじフライ	あじ 50g	5.6g
白身魚のフライ	白身魚 70g	8.6g
その他魚介・加工品		
ゆでえび（サラダ用）	60g	0.0g
ずわいがに（ゆで）	40g	0.0g
あさり	40g	0.2g
かき	120g	5.6g
いくら	10g	0.0g
ツナフレーク（油漬缶）	20g	0.0g
はんぺん	30g	3.4g
いかのマリネ	いか 40g	2.5g
刺身		
まぐろ赤身	40g	0.6g
いか	30g	0.6g
はまち	40g	0.7g
しめさば	40g	1.3g
ほたて貝柱	36g	1.9g
牛肉		
ビーフステーキ（ロース）	国産かたロース 100g	1.9g
ビーフステーキ（ヒレ）	国産ヒレ 100g	2.2g
ローストビーフ	国産もも 70g	2.2g
合いびきハンバーグ	合いびき肉 70g	9.8g
牛肉の味噌漬け焼き	国産かたロース 80g	5.3g
チンジャオロース	国産かたロース 50g	11.8g

『改訂版 糖質量ハンドブック』牧田善二（新星出版社）、『糖質オフパーフェクトブック』牧田善二（レタスクラブMOOK）より

巻末特典

食品の糖質量早わかり表

食品	量	糖質量
●主食		
ごはん		
白米ごはん・1膳	150g	55.2g
玄米ごはん・1膳	150g	51.3g
にぎり寿司・1貫分	すしめし 20g	7.3g
おにぎり	めし 75g	27.6g
リゾット（チーズ）	米 50g	43.9g
オムライス	めし 135g	59.2g
チャーハン	めし 180g	68.1g
親子丼	めし 200g	82.5g
牛丼	めし 200g	84.5g
かつ丼	めし 200g	86.6g
天丼	めし 200g	91.1g
野菜カレー	めし 180g	87.3g
麺		
かけそば	ゆでそば 180g	51.5g
天ぷらそば	ゆでそば 180g	60.8g
とろろそば	ゆでそば 180g	59.8g
かけうどん	ゆでうどん 200g	49.9g
天ぷらうどん	ゆでうどん 200g	59.2g
冷やしそうめん	手延ゆで 225g	64.7g
ソース焼きそば	蒸し中華麺 150g	62.8g
とんこつラーメン	生中華麺 110g	66.1g
冷やし中華	生中華麺 110g	79.4g
カルボナーラ	ゆでスパゲッティ 200g	61.4g
ミートソーススパゲッティ	ゆでスパゲッティ 200g	68.3g
パン		
食パン（8 枚切）	45g	20.0g
食パン（6 枚切）	60g	26.6g
クロワッサン	30g	12.7g
バターロール	30g	14.0g
ナン	75g	34.2g
その他の主食		
春雨	30g	25.6g
フルーツグラノーラ	40g	27.7g
プレーンコーンフレーク	40g	32.4g

［著者］
牧田善二（まきた・ぜんじ）
AGE牧田クリニック院長。糖尿病専門医。医学博士。
1979年、北海道大学医学部卒業。ニューヨークのロックフェラー大学医生化学講座などで、糖尿病合併症の原因として注目されているAGEの研究を約5年間行う。この間、血中AGEの測定法を世界で初めて開発し、『The New England Journal of Medicine』『Science』『THE LANCET』等のトップジャーナルにAGEに関する論文を第一著者として発表。1996年より北海道大学医学部講師。2000年より久留米大学医学部教授。2003年より、糖尿病をはじめとする生活習慣病、肥満治療のための「AGE牧田クリニック」を東京・銀座で開業し、延べ20万人以上の患者を診ている。
著書に『医者が教える食事術 最強の教科書』『医者が教える食事術2 実践バイブル』『糖質オフのやせる作りおき』『糖質オフ!でやせるレシピ』『糖尿病専門医にまかせなさい』『糖尿病で死ぬ人、生きる人』『日本人の9割が誤解している糖質制限』『老けたくないなら「AGE」を減らしなさい』『人間ドックの9割は間違い』他、多数。

医者が教えるダイエット 最強の教科書
――20万人を診てわかった医学的に正しいやせ方

2021年6月15日　第1刷発行
2023年9月20日　第5刷発行

著　者――牧田善二
発行所――ダイヤモンド社
〒150-8409　東京都渋谷区神宮前6-12-17
https://www.diamond.co.jp/
電話／03･5778･7233（編集）　03･5778･7240（販売）

装丁――――井上新八
本文デザイン･DTP―松好那名（matt's work）
編集協力――中村富美枝
イラスト――吉場久美子
校正――――円水社
製作進行――ダイヤモンド・グラフィック社
印刷・製本―三松堂
編集担当――斉藤俊太朗・市川有人

ISBN 978-4-478-11317-2